다이어트 진실의 도구,
스킨폴드 캘리퍼

다이어트 진실의 도구, **스킨폴드 캘리퍼**

발행일   2021년 12월 31일

지은이   오승민
펴낸이   손형국
펴낸곳   (주)북랩
편집인   선일영   편집   정두철, 배진용, 김현아, 박준, 장하영
디자인   이현수, 한수희, 김윤주, 허지혜, 안유경   제작   박기성, 황동현, 구성우, 권태련
마케팅   김회란, 박진관
출판등록 2004. 12. 1(제2012-000051호)
주소   서울특별시 금천구 가산디지털 1로 168, 우림라이온스밸리 B동 B113~114호, C동 B101호
홈페이지   www.book.co.kr
전화번호   (02)2026-5777   팩스   (02)2026-5747

ISBN   979-11-6539-852-1 13510 (종이책)   979-11-6539-853-8 15510 (전자책)

(주)북랩 성공출판의 파트너

북랩 홈페이지와 패밀리 사이트에서 다양한 출판 솔루션을 만나 보세요!

홈페이지 book.co.kr   •   **블로그** blog.naver.com/essaybook   •   **출판문의** book@book.co.kr

작가 연락처 문의 ▸ ask.book.co.kr

작가 연락처는 개인정보이므로 북랩에서 알려드릴 수 없습니다.

다이어트 진실의 도구,
스킨폴드 캘리퍼

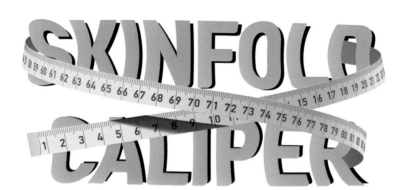

오승민 지음

북랩 book Lab

목차

1장
다이어트 보존 법칙

2장
근육운동 보존법칙

3장

다이어트 궁극의 기술

4장

스킨폴드 캘리퍼 활용법

다이어트는 실천 더하기 측정이다!

대부분의 다이어터들이 '다이어트는 살 빼기'라고 생각한다. 마치 밥 먹기를 배 불리기로 착각하고 있는 것처럼 말이다. 다이어트를 살 빼기라 생각하고 있을 때는 올바른 다이어트에 초점을 두지 못한다. 일할 땐 일을 하고, 연애할 땐 연애를 해야 하는데, 일을 할 때도 연애를 하고 연애를 할 때도 일을 하면 일과 연애가 구분되지 않는 것처럼 생각이 다른 곳에 가 있으면 현실을 직시하지 못한다는 뜻이다. 다이어트는 다이어트다. 무식하게 체중을 줄여 살을 빼는 미친 짓이 아니라 근육은 유지하고 지방만을 빼는 것이다. 당신이 이 책에서 얻어야 할 것은 바로 이 점이다. 다이어트를 다이어트로 보는 것, 현실을 똑바로 직시하는 것 말이다.

다이어트를 다이어트로 보기 위해선 지방이 감소하는 것을 확인해야만 한다. 그 방법에 있어서 대표적인 장비가 체성분 분석기다. 본론에서도 설명하겠지만 나는 체성분 분석기를 신뢰하지 않는다(체중계는 말할 것도 없다). 정확하게는 혐오하는 편이다. 물론 체성분 분석기는 근육량, 지방량, 수분량, 단백질, 무기질, 등등 우리 몸에 구성성분을 나타내는 훌륭한 장비다. 그런데 정확하지 않다. 그것도 매회 측정값이 다르게 나타난다. 이것이 팩트다. 다이어터에게는 체지방 1kg의 변화가 자신감이자 희망이자 용기다. 그 변화가 도전을 이어나가고 승리를 향해 가는 것이다. 그런데 측정할 때마다 체지방이 다르게 나타난다면 대체 무슨 근거로 변화를 도모할 수 있겠냐는 말이다.

체지방을 측정한다는 것은 다이어트를 하는 데 있어 출발지와 목적지를 설정해두는 것과 같다.

출발지와 목적지를 설정하면 다이어트 기간이 얼마나 걸릴지, 또 어떤 방향으로 가야 하는지를 알 수 있다. 체지방 측정은 다이어트에 있어 내비게이션과 같은 역할을 한다는 말이다. 그러한 내비게이션이 자기 마음대로 거리를 측정한다면 목적지에 도착할 수 없을 뿐만 아니라, 올바른 길을 가고자 했던 마음도 사라져 이내 엉뚱한 길로 접어들게 될 것이다. 올바른 다이어트는 간단하다. 간단하다는 말도 필요 없다. 올바른 다이어트를 위한 길은 단 하나의 길밖에 존재하지 않기 때문이다. 올바른 다이어트를 위한 단 하나의 길, 그 길은 어떤 길인가? 그 길은 바로 자신의 속도에 걸맞는 길이다. 그것을 알기 위해 정확한 체지방 측정이 필요한 것이다.

필자는 지난 10년간 지방을 공기 중으로 날려 보내는 일에 일조해왔다. 다이어트를 가르치는 입장에서 의사·박사들이 내놓은 해결방안을 따라보기도 하고 운동법과 식이요법에 있어 다이어트에 최적화된 루틴을 구성해보기도 했다. 분명 그러한 노력은 많은 사람에게 긍정적인 효과를 불러왔다. 그러나 아무리 좋은 운동법과 식이요법이라 할지라도 그것이 모두에게 적용되는 해결방안이 되지 못했다. 그렇다면, 그 수많은 정보와 지식은 과연 누구에게 해당하는 것일까? 예컨대, 3명 중 1명에게 적용되는 방법은 과연 좋은 방법이라 할 수 있을까? 2명 중 1명에게 적용이 되는 방법이라 해서 그것이 좋은 방법이라 할 수 있겠냔 말이다. 2명 중 1명에게 적용되는 방법이라면 60억 인구 중에 30억 사람들에게는 해당이 안 된다는 것을 의미한다. 다이어트 방법이라는 것은 그렇다. 방법에만 초점을 두자면 절대 다이어트 현실을 직시할 수 없다. 우리나라 역시 다이어트 방법만을 모색하다가 결국 3명 중 1명이 비만인 나라가 되었다. 과학적인 운동법이니, 식이요법이니, 의료기술마저 나날이 발전하고 있지만 비만율은 오히려 증가하는 이러한 사실이 현존하는 다이어트 방법에 문제가 있다는 것을 증명하고 있다.

올바른 다이어트는 단 하나의 길밖에 존재하지 않는다.
그 길은 바로, 자신의 속도에 걸맞은 길이다.

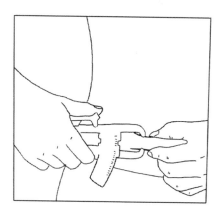

스킨폴드 캘리퍼는 배터리가 필요 없다. 그렇기 때문에 전기 저항으로 발생할 수 있는 오류가 없다. 즉 누구나 100% 정확하게 측정할 수 있는 도구다. 그래서 나는 스킨폴드 캘리퍼를 진실의 도구라 부른다. 혹, 내가 스킨폴드 캘리퍼 판매업자라고 오인할 수도 있겠지만 나는 오래전부터 이 도구의 활용법을 연구하고 교육하고 알리고 있는 1인이다. 이미 한국보다 땅덩어리가 큰 나라의 트레이너들은 호주머니에서 자연스럽게 꺼낼 정도로 알려진 도구지만 우리나라에서 이 도구를 아는 사람은 체육계, 의료계 종사자가 아닌 이상 극히 드물다. 또한 이 도구의 활용 가치를 제대로 알고 있는 사람은 전무한 실정이다.

스킨폴드 캘리퍼는 디지털을 능가하는 아날로그만의 특별한 기능을 갖추고 있다. 이 도구를 사용해서 지방을 측정하려면 손가락을 사용해야 하는데, 우리 손가락은 밖으로 드러난 뇌라고 불릴 만큼 최첨단 장비조차 감히 흉내 내지 못하는 비밀이 숨어 있다. 그것은 바로 감각이다. 내 손가락의 감각을 사용해서 지방을 측정하려 할 때 어떤 일이 일어나는가? 먼저, 지방의 부피와 밀도를 자연스럽게 터득한다. 지방의 부피와 밀도를 알면 근육량을 알 수 있다. 다이어트의 올바른 인식은 여기서부터 시작한다. 또한 어느 부위에 얼마나 지방이 분포되어 있고, 어느 부위에 얼마나 근육량이 부족한지 알 수 있다. 때문에 나에게 필요한 운동이 무엇인지, 어느 부위를 단련시켜야 하는지, 뱃살이 쪘는지 안 쪘는지 언제 어떻게 얼마큼 변화가 일어났는지 알 수 있고, 이 세상에 널리고 널린 운동법과 식이요법을 내 방식대로 구성할 수도 있다.

미리 언급해두자면, 이 책에서는 스킨폴드 캘리퍼에 대한 전문적인 지식은 설명하지 않는다. 스킨폴드 캘리퍼 사용법은 매우 간단하기 때문이다. 물론 스킨폴드 캘리퍼에 대한 기초적인 지식은 <스킨폴드 캘리퍼 활용법>에서 다뤄볼 것이다. 그보다 중요한 것은 우리가 측정해야 할 지방과 지방을 녹이는 근육의 올바른 이해다. 혹, 따분하고 재미없는 교과서를 펼쳐놓았을 것이라는 생각 따위는 하지 않는 것이 좋다. 이 말의 의미는 본문을 살펴보면 알게 될 것이다.

　다이어트를 쉽게 하는 사람들에게는 한 가지 공통점이 있다. 그것은 자신의 몸을 잘 안다는 것이다. 자신의 몸을 잘 안다는 것은 감각이 좋다는 것이다. 운동을 한 번도 배워본 적 없고 제대로 해본 적 없어도 운동을 곧잘 하는 사람들이 그 예다. 운동을 잘해서 감각이 좋은 것이 아니라 감각이 좋아서 운동을 잘하는 것, 이것이 핵심이다. 인간은 누구에게나 고유감각이 존재한다. 고유감각을 얼마큼 잘 사용하느냐에 따라 다이어트 승패가 좌우된다. 다이어트를 넘어 우리 안에 잠재된 고유감각을 깨우면 놀라운 능력을 얻게 된다. 이 책의 전반적인 내용은 당신이 그것을 자각할 수 있도록 목표하는 것이다. 그 자세한 내막은 〈다이어트 궁극의 기술〉에서 설명해 두었다. 다이어트에서 가장 기초로 여기는 것은 지방이다. 〈다이어트 보존법칙〉에서는 당신의 몸을 덮고 있는 지방에 대해 새로운 시각으로 아니, 올바른 시각으로 바라볼 수 있도록 구성했다. 이 장을 통해 당신의 지방과 좀 더 각별한 사이가 되길 바란다. 또 지방을 녹이는 물질로서 근육을 빠트려 놓을 수 없을 것이다. 〈근육운동 보존법칙〉에서는 근전도 분석을 통한 사실관계를 실전 다이어트에 접목해 근육운동이 당신에게 어떤 영향을 미치게 될 것인지 알아볼 것이다.

다이어트에 있어서 항상 만족할 만한 결과만이 있을 수는 없다. 그러나 당신이 분노하고 기뻐하는 그 결과가 당신이 보고 있는 현실이라면 이 책은 제 몫을 다했을 것이라 생각한다. 당신이 향하는 길이 어디든 스킨폴드 캘리퍼가 항상 당신에게 진실의 도구가 되기를 바란다.

1장

다이어트 보존 법칙

S K I N F O L D   C A L I P E R

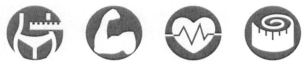

에너지가 적은 사람보다 많은 일을 할 수 있어야 한다. 그런데 왜 고도비만인 사람은 조금만 뛰어도 체력이 바닥을 치는 걸까? 우리 몸을 구성하는 물질의 균형이 맞지 않기 때문이다. 그래서 표준체중이라는 말이 생겨났다. 그렇다면, 체격조건이 비슷한 사람 중에서 체력 수준이 심한 차이를 보이는 것은 왜 그런 걸까? 그 이유는 바로 질량의 질이 다르기 때문이다.

질량의 질을 쉽게 이해하기 위해 나와 생활 패턴과 체격 조건이 비슷한 친구를 소환해보자.

신장, 근육량, 체지방량, 심지어 골격량까지 비슷한 이 친구는 다이어트를 동시에 시작해서 동시에 포기했던 소중한 친구다. 지금은 비록 냉동고에 쌓아둔 닭 가슴살을 반찬 삼아 먹고 있지만 한때 목표를 다지며 열심히 운동을 했었다. 이 친구와 차이점이 있다면 내가 좀 더 움직이고 좀 덜 먹었다는 것, 그래서 다른 결과를 기대했건만 결과가 비슷하거나 나보다 더 좋은 결과가 나타나기도 해서 억울하고 분했다.

질량의 질의 차이를 나타내는 좋은 사례다. 이 사례의 핵심은 좀 더 움직이고 좀 덜 먹었다는 것이 아니다. 이 사례의 핵심은 다른 결과를 기대하는 욕심과 억울하고 분한 마음을 품는 그릇된 생각이다. 좋은 생각을 하면 행복호르몬이라 불리는 세로토닌이 분비하고 몸을 이롭게 한다. 반대로 나쁜 생각을 하면 스트레스 호르몬이라 불리는 코티졸이 분비하고 몸을 해롭게 한다. 생각이 인체에 미치는 영향은 이미 오래전부터 뇌 과학을 통해 검증되었다. 우리가 여기서 짚고 넘어가야 할 점은 옳고 그름 따위를 논하는 끔찍한 철학이 아니다. 호르몬 종류나 기능 따위를 논하는 복잡한 뇌 과학도 아니다. 모든 것의 근본이자 건강의 뿌리가 되는 것 즉, 우리의 생각이 몸과 분리된 독립적 개체가 아니라는 사실을 다시 한번 인식해보자는 것이다.

지방이란 무엇인가? 그렇다. 지방은 우리 자신이다. 우리의 생각은 마음을 빚어내고 그 마음은 몸으로 뻗어나간다. 몸의 가장자리로 밀려나간 지방의 질량은 우리의 생각이 빚어낸 마음 그 자체의 질량인 것이다. 우리는 평소 늘어진 뱃살을 잡고 무슨 생각을 했던가? "이걸 다 언제 빼냐." "제발 좀 누가 가져갔으면 좋겠다."라는 생각을 하지 않았던가? 혹, 알고 있는가? 물은 기억한다는 사실을. 이는 생물학에서 밝혀낸 놀라운 사실이다. "물은 기억한다". 지방뿐만 아니라 우리 몸은 물과 다름이 없다. 소우주라 불리는 우리 뇌뿐만 아니라 우리 몸 전체가 잠재의식의 저장 공간인 것이다. 그러니 질 좋은 변화를 꿈꾸고 있다면 먼저 생각을 바꾸라. 생각의 질은 질량의 질과 비례한다!

2. 지방, 부피의 진실

세계보건기구는 비만을 질병으로 규정했다. 그것도 21세기 신종 전염병이라고 선언했다. 무슨 말인지 정확하게 모르겠으나 대충 이해가가는 말이다. 다이어트 중에 옆에서 누가 뭘 먹어대는 바람에 "내일부터 다이어트"가 반복되는 상황을 보면 비만은 전염병이 맞는 것 같다. 그렇게 매일같이 치팅데이를 일삼고 "내일부터 다이어트!"를 외친 대한민국 사람들이 20년 사이 10%가 증가해 현재 30%가 넘는 비만율을 기록하고 3명 중 1명이 신종 전염병을 앓고 있는 사회가 되었다. 한마디로 주변을 물리치지 않는 한 다이어트에 성공하기 정말 곤란한 상황인 것이다.

현대의학에 따르면 비만은 각종 질병을 유발하고 사망에 이르게하는 무시무시한 상태다. 아이러니하게도 우리 주변에는 무시무시한상태를 무시하는 건강한 비만인이 존재한다. 여기서 건강한 비만인은 소위 근돼(근육돼지)라고 부르는 근육형 비만인을 말하는 것이 아니라 정말로 뚱뚱하면서 건강한 사람을 말한다. 비만은 질병인데 어째서 건강한 비만인이 존재할 수 있을까?

우리는 타인의 몸매를 감상(?)할 때 레이더를 켜고 질량을 스캔한다. 자동 탐지기 기능 덕분에 비만한 몸매를 가진 사람에게는 눈길조차 가지 않지만 섹시한 몸매를 가진 사람을 보면 시선이 고정된다. 또한 섹시한 몸매를 가진 사람에게서 비율의 안정감과 곡선의 미학을 느끼며 한 번도 배워본 적 없는 기하학을 자연스럽게 이해하게 된다. 대체 왜 그런 걸까?

그 이유는 변태적인 성향 때문이라기보다는 우리의 DNA가 그렇게 설정되어 있기 때문이다. 인간의 유전자는 건강한 사람을 원한다. 끔찍한 유전학 따위를 몰라도 당연한 얘기다. 이처럼 우리의 DNA의 정보에 의하면 우리가 건강하다고 생각하는 섹시한 사람은 건강해보이지 않는 뚱뚱한 사람보다 오래 살아야 한다. 그러나 현실은 그렇지 않다. 그 이유는 지방의 부피에도 질적 수준 차이가 존재하기 때문이다.

〈지방, 진량의 진실〉에서 설명했듯이 지방은 우리의 내면에서 밀려나온 물질이며 생각의 질은 질량의 질과 비례하기 때문에 지방의 부피에도 질적 수준 차이가 존재하게 된다. 다시 말해, 지방의 부피가 건강의 척도가 될 수 없다는 뜻이다. 간단하게 정리해보면, 설령 히포크라테스가 환생해서 비만한 사람이 마른 사람보다 일찍 죽는다는 연구 논문을 발표해도 그것이 우리 모두에게 적용되는 문제는 아니다. 그 이유는 개개인의 고유 성질이 다르기 때문이다. 때문에 섹시한 몸매와 비만한 몸매로 건강을 판단하는 기준이 될 수 없다. 따라서 건강을 판단하는 기준은 '양적 상태'가 아닌 '질적 상태'인 것이다.

일반적으로 지방의 양적 상태는 부피로 알아볼 수 있다. 그런데, 지방의 질적 상태는 무엇으로 알아볼 수 있을까? 앞서 생각의 질은 질량의 질과 비례한다고 설명했다. '생각'으로 지방의 질적 상태를 확인하고자 한다면 우리의 뇌 뚜껑을 열고 전뇌에 청진기를 들이대야 하겠지만 그것은 불가능한 일이다. 그래서 나타난 것이 뇌파다. 우리의 생각을 반영한 뇌파가 지방의 질적 상태에 어떤 영향을 미치는지 알아보자.

'월급이 안 들어온다.'라는 생각을 하는 순간 우리 뇌파는 파동을 치기 시작한다. 총무과에 전화해서 한바탕 소란을 피운 전적이 있다면 더욱 그렇다. 이땐 말할 것도 없이 감마파로 치솟는다. 감마파는 불안이나 흥분상태에서 나오는 파동이다. 월급이 제때 들어온 경우라면 베타파가 나온다. 베타파는 일상적인 의식 상태에서 나오는 파동이다. 우리의 뇌는 보통 베타파 수준에 있지만 명상을 하거나 편안한 음악을 듣거나 좋은 생각을 할 때는 알파파가 나온다. 이어 생각이 멈추고 졸음이 올 듯 나른해지면 세타파가 나오고, 잠이 들었을 때 델타파로 바뀐다. 이처럼 현대의학은 뇌파의 종류와 상태를 다섯 가지로 구분해놓았다.

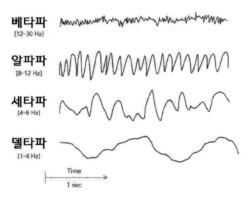

약간 변태적인 성향을 가진 사람이 아니고서는 불안이나 흥분상태서 나오는 감마파보다 편안한 상태에서 나오는 알파파를 선호한다. 그러나 안타깝게도 대부분의 사람들은 감마파 생활 습관을 가지고 있다. 불안, 흥분으로 인해 감마파가 나오면 동시에 우리 몸은 교감신경이 활성되어 혈관을 수축한다. 이는 마치 바람 빠진 풍선에 서둘러 입김을 불어넣는 것과 같다. 감마파와 교감신경은 생명 활동에 중요한 짝꿍 역할을 담당한다.

문제는 뒷정리다. 감마파와 교감신경은 아드레날린, 노르아드레날린이라는 호르몬을 먹는다. 아드레날린계열의 호르몬을 조금 먹었을 경우 긴장과 활기를 주어 긍정적으로 작용하지만 많이 먹었을 경우 활성산소라는 찌꺼기를 남긴다. 이 땐 활성산소를 중화하는 SOD라는 효소의 작용으로 뒷정리를 감당할 수 있지만, 미친 듯이 먹어댔을 경우 온몸에 활성산소 찌꺼기가 달라붙어 혈소판을 파괴하고 혈관 수축을 가속화한다. 이어 혈액의 흐르는 통로를 차단하게 되고 차단된 부위에 존재하는 세포는 서서히 죽어간다.

여기서 주목해야 할 것은, 교감신경, 아드레날린, 노르아드레날린, 활성산소의 과잉 상태는 우리가 일상적인 의식 상태에서 나오는 베타파와 달리 감마파에서 나타나는 현상이라는 사실이다. 물론, 감마파가 나쁘다는 것이 아니다. 감마파를 내보내지 못하면 생명 활동은 멈춘다. 교감신경, 아드레날린, 노르아드레날린, 활성산소 등 적당량의 활성상태는 생명 활동에 필수불가결한 것이다. 문제는 바로 감마파 삶에 익숙해진 우리들의 생각상태다.

뇌파는 우리의 생각을 반영한 파동이다. 일상적인 의식 상태에서 나오는 베타파보다 한 단계 아래에 있는 알파파 상태가 되면 몸을 이롭게 하는 물질이 분비된다. 대표적으로 엔돌핀이라는 호르몬이 있다. 엔돌핀은 뇌에서 분비하는 호르몬 가운데 가장 긍정적인 효력을 발휘한다. 또한 엔돌핀의 분비는 암세포를 파괴시키는 NK세포(네추럴 킬러세포)의 활동을 증가시켜 면역력을 높인다. 중요한 것은, 불안, 흥분 상태의 감마파는 물론, 일상적인 의식상태인 베타파에서조차 이러한 물질이 나오지 않는다는 사실이다.

정리하자면, 우리의 생각이나 마음 상태 여하에 따라 뇌파가 바뀐다. 이어 암세포도 파괴시킬 만한 물질을 분비하거나, 혈관을 수축하고 세포를 사멸시킬 물질을 분비하기도 한다. 이와 같은 사실로 '생각'에도 질적 수준이 존재한다는 사실을 알 수 있다. 또한 생각의 질적 수준이 우리 몸에 어떠한 영향을 미치는지 활성산소의 폐해를 통해 알아보았다.

이처럼 비만인 사람이 섹시한 사람보다 일찍 죽지 않는 이유는 바로 생각의 질적 수준 차이가 존재하기 때문이다. 생각의 질적 수준에 따라 질량의 질적 수준이 변한다. 따라서 지방의 부피가 건강을 기준하는 척도가 될 수 없으며 고로 건강을 판단하는 기준은 양적 상태가 아닌 질적 상태인 것이다.

오늘날 건강의 판단기준은 양적 상태에 많은 비중을 두고 있다. 그 결과 갖가지 질병들이 비만에서 기인하는 것이라 여기고 그 해결책을 약물이나 시술, 수술에 있다고 믿으며 병원을 찾아 돌아다닌다. 병(비만)의 원인을 분석하고, 해결책을 내고자 한다면 그 해답은 음식의 가짓수만큼 뻗어나간다. 영양학을 보면 음식에 답이 있고, 뇌 과학을 보면 호르몬에 답이 있고, 면역학을 보면 장에 답이 있고, 생물학을 보면 물에 답이 있다. 건강 하나를 두고 이렇게나 많은 정답이 있다는 게 놀랍지 않을 수가 없다. 멀쩡한 사람도 병원에 가면 병을 얻어서 나온다는 말이 있듯이 건강에 관련된 정보와 지식체계 또한 알면 알수록 멀쩡한 사람도 혼란을 겪기 일쑤이다.

현대의학의 양맥을 잇는 서양의학과 동양의학은 현재 대립관계에 있다. 그 자세한 내막은 몰라도 의사가 현대의학을 폭로하는 사건이 발생하고 있다는 것은 분명한 사실이다. 최근에는 의학계 최고권위자가 의사들을 폭로해서 세계가 떠들썩한 사건이 있다. 사람들이 찾아보지 않아서 모를 뿐 시중에는 현대의학의 실체를 까발린 책이 아주 많다. 몇몇의 용감한 사람으로 인해 양심선언을 하는 의사가 많아진 것이다. 불과 몇 년 사이에 말이다! 양심선언을 했다가 말을 번복하는 사건들도 있다. 어떤 이유인지 정확하게 모르겠으나 이런 사실을 보고 있자면 정말 병원 한편에 사람들이 줄지어 기다리는 곳이 수술실인지 실험실인지 우리는 알 길이 없다.

건강의 기준을 양적 상태로 인식한 체육계 역시 잘못된 정보로 인한 여파가 마치 줄줄이 비엔나처럼 복제되는 수준이다. 제2의 심장이라 불리는 근육, 근육이 많은 보디빌더들은 평균 수명이 높아야 하는데 왜 그들은 나이가 들수록 병원으로 출근·퇴근 하기 바쁜가? 모든 체육계통 사람들이 인문계통 사람들보다 수명이 짧다는 연구결과도 있다. 그러한 통계 자료의 사실 근거 따위가 중요한 것이 아니라 건강 증진의 목적을 가진 체육의 의미가 토성의 나선형 고리만큼 왜곡되어 있다는 사실에 주목해야 한다.

오늘날의 건강은 무엇인가? 건강을 지도하는 사람들이 양적 상태로 건강을 판단하는 인식에 머물러 있다면 그런 지도자에게 사람들은 대체 무엇을 배우고 있단 말인가? 자신의 상태조차 판단하지 못하는 사람이 어떻게 타인의 상태를 점검하고 개선할 수 있단 말인가? 왜곡된 건강의 진정한 의미를 되찾기 위해선 건강의 판단 기준은 '질적 상태'로 바르게 인식해야 한다. 그러나 쉽지 않은 문제다. 뇌파 측정기를 관자놀이에 꽂고 다닐 수도 없는 노릇일뿐더러 과학이 밝혀내지 못한 미지의 물질과 그에 상응하는 작용 따위를 낱낱이 따져볼 수도 없기 때문이다. 혹, 질적 상태로 건강을 판단해야 한다는 이 같은 주장은 어쩌면 현시대에 어울리지 않는 얘기일지도 모른다. 그러나 생각의 질이 질량의 질과 비례한다는 것은 틀림없는 사실이다. 따라

서 우리 몸의 질적 상태를 스스로 돌아보고 가꿔나갈 수 있다는 것
만큼은 지금부터 실현 가능한 분명한 사실이다.

🏋 3. 지방, 밀도의 진실

지방의 밀도를 설명하기 위해 두 친구를 소환해보자. 딱딱한 지방을 가진 '고밀도'와 물렁한 지방을 가진 '저밀도'가 있다. 이 두 친구는 뱃살을 빼기 위해 10kg 다이어트 대회에 출전한다. 이들이 대회에 출전한 이유는 자기 뱃살이 더 빨리 빠질 것이라고 우겨대는 바람에 시작되었다. 두 사람의 특징을 살펴보면, 고밀도의 뱃살은 부피가 작으나 지방이 딱딱하고, 저밀도의 뱃살은 부피가 크고 지방이 물렁하다. 대회의 규정은 다이어트 초기조건(키, 몸무게, 근육량, 체지방량, 운동경력, 체력상태, 진행방법)이 모두 동일하다. 딱딱한 지방(고밀도) VS 물렁한 지방(저밀도) 과연 다이어트 대회의 승자는 누가 될까?

상식적으로 생각해보면 이 대회는 물렁한 지방을 가진 저밀도의 승리다. 그 이유는 지방의 밀도가 낮은 상태는 지방을 효과적으로 사용할 수 있는 상태이기 때문이다. 일반적으로 지방의 밀도는 온도와 압력에 영향을 받는다. 온도가 높으면 밀도가 낮아지고, 압력이 낮아도 밀도는 낮아진다. 온도와 압력 중 지방을 효과적으로 사용할 수 있는 것은 온도에 해당된다, 우리 몸에서 온도를 담당하는 물질은 근육인데, 근육을 사용해서 체온을 높이면 지방의 밀도는 낮아진다. 지방의 밀도가 낮을수록 지방세포는 혈액으로 방출되기 쉬운 유리지방산이 된다. 이어 산소와 만나 한바탕 뒹굴고 나면 지방은 완전 연소되어 탄산가스와 물로 배출된다. 이러한 이유로 밀도가 낮을수록 지방을 효과적으로 사용할 수 있는 상태가 되는 것이다.

압력으로 인해 밀도가 증감되는 현상의 원인은 내장지방이다. 먼저, 지방의 종류에는 피하지방과 내장지방이 있다. 그중 우리가 흔히 뱃살이라고 부르는 지방은 피부 아래에 있는 피하지방을 두고 하는 말인데, 피하지방이 저장되는 피하층 공간에 지방이 가득 차면 내장 주변에 지방이 쌓이게 된다. 갈 곳을 잃은 지방이 내장 구석구석에 쌓이다보면 복부 내부에 압력이 생기게 되고 피하지방의 밀도는 자연스레 높아지게 된다. 이러한 이유로 지방의 밀도가 높은 상태는 다이어트에 불리할 뿐만 아니라 건강에 적신호를 알리는 상태라고 하는 것이다.

위 내용을 근거로 볼 때 다이어트 대회의 승자는 볼 것도 없이 저밀도다. 지방의 밀도가 낮은 상태는 밀도가 높은 상태보다 온도나 압력의 영향 면에서 긍정적인 효과를 받기 때문이다. 그러나 앞서 다이어트 초기조건은 모두 동일하다고 했다. 즉, 고밀도와 저밀도의 근육량, 체지방량 등은 모두 동일한 상태다. 따라서 온도와 압력도 동일하다. 모든 조건이 똑같다고 여겨지는 상황인데 어째서 지방의 밀도에 차이가 나타날 수 있는 걸까? 그 이유는 바로 모세혈관의 질적 수준 차이가 존재하기 때문이다.

모세혈관은 인체에서 가장 가느다란 혈관으로서 직접 세포에 연결되어 산소와 영양분을 공급하고 이산화탄소와 노폐물을 수거하는 역할을 한다. 이러한 모세혈관이 파열되면 지방을 에너지원으로 사용할 수 없는 상태가 된다. 잘못된 다이어트를 하거나 잘못된 습관을 오랫동안 유지했을 때에도 모세혈관은 손상되고 심할 경우 파열되기도 한다, 그 흔한 예가 바로 주름이다. 실제로 단기 감량을 시도하거나, 탄수화물 섭취를 줄이거나, 무리한 운동량에 수분 손실을 감행한 사람들의 살을 보면 피부가 탄력을 잃고 흐물흐물해져 있거나 세포가 사멸해 주름이 생기는 경우를 볼 수 있다. 이처럼 지방의 밀도는 온도와 압력 외에 모세혈관의 질적 수준에 영향을 받는다. 따라서 고밀도와 저밀도의 다이어트 시합은 승자를 예측할 수 없다.

사실 모세혈관이라고 하면 겨우 실핏줄 같은 얘기로 들릴 수도 있겠지만, 우리 몸에 겨우 실핏줄 크기만 한 모세혈관이 90%를 차지하고 심장은 95%가 모세혈관으로 되어 있다. 모세혈관은 산소와 영양분을 공급하고 이산화탄소와 노폐물을 수거하는 역할 뿐만 아니라 면역물질과 호르몬을 운반하는 역할도 담당한다. 또한 뼈에는 칼슘만 들어있다고 생각하지만 뼈 안에도 모세혈관이 거미줄처럼 분포되어 있다. 골밀도를 형성하는 것도 바로 모세혈관이다. 이러한 모세혈관은 40대 이후 좁아지거나 막히면서 그 수가 점차 감소하고 60대 이후 모세혈관의 약 40%가 감소한다고 보고되고 있다.

모세혈관을 관리하는 방법은 간단하다. 규칙적인 식사와 적당한 운동을 병행하면 된다. 여기서 중요한 것은 관리를 하지 않아서 문제가 생기는 것보다 아름다운 몸매를 만들기 위해 수단과 방법을 가리지 않는 데에서 더 큰 문제가 발생한다는 것이다. 앞서 말한 대로 잘못된 다이어트는 모세혈관을 손상시킨다. 자신의 체력 조건에 맞지 않는 운동법, 에너지 상태에 어울리지 않은 식이요법 등 인체에 부정적인 영향을 미치는 모든 행위에 있어 모세혈관이 손상될 수 있다. 약물을 투여하거나, 지방을 도려내는 수술 따위는 말할 것도 없다.

안타깝게도 우리는 모세혈관이 얼마나 손상되어 있는지 알 수 없다. 혈관은 50% 이상 손상되어야 이상증세가 나타나기 때문이다. 때문에 언제 어떻게 무엇 때문에 삶의 질이 떨어졌는지 알 수도 없다.

바로 이러한 점을 두고 경각심을 느껴야 하는 것이다!

　고밀도와 저밀도의 이야기는 다이어트 현장에서 빈번하게 일어나는 실제 사례다. 여기서는 독자들에게 쉽게 설명하기 위해 다이어트 초기조건을 모두 동일하게 설정했지만, 실제 다이어트 현장에서는 신체구조가 다를 수밖에 없는 개개인이 존재한다. 그 중에는 고밀도와 저밀도처럼 다이어트 경쟁을 하는 사람도 있다. <지방, 밀도의 진실>에서 말하고자 하는 것은 지방의 밀도가 높고 낮음을 떠나, 다이어트에 있어 그 어떤 조건 따위는 중요한 게 아니라는 것이다. 다이어트는 조건이 좋다고 해서 살이 빨리 빠지지도 않고, 조건이 나쁘다고 해서 살이 늦게 빠지지도 않는다. 또한 조건이 좋다고 해서 다이어트에 성공한다거나 조건이 나쁘다고 해서 실패하는 것도 아니다. 결국, 그러한 조건 따위도 마음을 먹는 순간 내가 원하는 방향으로 바뀔 수 있는 것이기 때문이다.

　모든 신체 기능을 주관하는 모세혈관은 나이가 들수록 그 수가 감소한다. 그것은 우리가 나이가 들면서 겪을 수밖에 없는 일차적 노화현상이다. 그러나 노화는 연령에 영향을 받지 않아도 발생할 수 있다. 그것을 이차적 노화현상이라 한다. 이러한 이차적 노화현상을 고려해보면 모세혈관 또한 양적 수준이 아닌 질적 수준으로 그 비중을 두어야 한다는 것을 짐작할 수 있다. 다시 말해, 모든 신체 기능을 주관하는 모세혈관의 양질의 수준도 우리의 생각에 의해 변할 수 있다는 것이다. 생각의 질은 질량의 질과 비례한다는 사실을 기억하는가? 건강의 판단 기준이 양적 상태가 아닌 질적 상태임을 기억하는가? 혹, 양적 상태, 양적 조건 따위를 생각하고 있다면 개나 줘버리자. 그리고 지금부터 이렇게 생각하자. '나는 내가 만든다. 고로 나는 질적 인간이다.'라고 말이다.

2장

근육운동 보존법칙

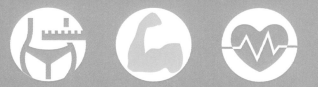

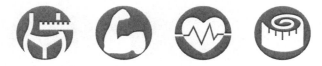

1. 운동, 신경의 진실

이제 막 운동을 시작한 헬린이(헬스어린이)가 있다. 헬린이가 운동을 잘 하고 있는 건지, 실력은 어느 정도 되는지 알기 위해서는 경쟁상대가 필요하다. 그래서 헬린이는 자신과 똑같은 입장에 있는 친구를 섭외해서 선의의 경쟁을 불태우기로 한다. 이 둘은 다짐한다. "이번 여름에는 꼭 비키니를 입어보리라!" 다이어트 기간은 6개월, 화창한 여름, 화려한 날을 기대하기에 충분한 기간이다. 과연 헬린이와 헬린이 친구는 과연 비키니를 입고 화려한 날을 맞이할 수 있을까?

헬린이와 헬린이 친구의 이야기는 해피엔딩이 될 수도 있고 새드엔딩이 될 수도 있다. 또 한 사람은 살을 뺐으나 한 사람은 살을 빼지 못해서 친구 사이가 영원히 끝날 수도 있는 참담한 상황이 일어날 수도 있다. 짐작이 갈지는 모르겠지만, 이 이야기는 실화다. 나는 그들을 지도하는 입장에서 다양한 결말을 봐왔다는 점을 참고하길 바란다. 그것도 10년이 넘도록 말이다! 우리 인생에도 반전이 있듯이 다이어트, 그 각본 없는 드라마에도 희극과 비극이 존재한다. 이러한 점에서 이 이야기는 단순히 흥미롭게 볼 만한 이야기가 아니라 우리에게 한 번쯤 일어날 수 있는 경우로 해석해야 할 것이다.

　자, 그럼 이제 드라마를 펼쳐보자. 헬린이와 헬린이 친구가 비키니를 입고 화려한 날을 맞이할 수 있는 조건은 이들이 6개월간 아무 탈 없이 롱런하는 것이다. 그러나 실전 다이어트에서는 이런 동화 같은 이야기가 전개되지 않는다. 그 이유는 〈다이어트 보존법칙〉에서 설명했듯이 생각이나 마음가짐 여하에 따라 질량이 변하는 '질적 수준 차이'가 존재하기 때문이다. 이러한 질적 주순의 차이는 실전 다이어트에서도 적용된다.

　먼저, 살이 잘 빠지는 체형은 기본적으로 근육이 많고 활동량이 많은 사람이다. 즉, 신진대사가 활발한 사람은 살이 잘 빠질 수밖에 없다. 애당초 몸이 선천적으로 타고나게 설계된 사람은 칼로리 균형이론 따위는 가볍게 무시하고 맘껏 먹으면서 다이어트를 해도 살이 잘 빠진다. 이런 사람은 다이어트로 고심하는 사람들의 마음을 잘 헤아리지 못한다. 자기 입장에서 이해가 되지 않는 상황이기 때문이다. 그렇다고 해서 그들이 특별하다는 것은 아니다. 칼로리 균형을 무시한다고 한들 없던 에너지가 생겨나거나, 있던 에너지가 갑자기 사라지는 경우는 존재하지 않기 때문이다. 즉, 에너지 보존법칙을 거스를 수는 없다. 다시 말해, 치킨을 먹으면 치킨의 열량이 내 몸에 들어오게 되고 그 열량이 내 몸에서 저장되거나 사용되는 것은 모든 인간에게 동일하게 작용되는 것이다. 그럼에도 칼로리 균형 이론을 무시하고 맘껏 먹으면서 살이 빠지는 이유는 무엇일까? 그 이유는 그들(타고난 사람)이 사용하는 에너지 경로가 일반적인 사람의 경우와 다르기 때문이다.

예컨대, 헬린이와 헬린이 친구가 스쿼트 동작을 1회씩 반복했다고 치자. 이 둘 중에 누가 더 많은 칼로리를 소비했을까? 그것은 알 수 없다. 신체 조건이 동일하고, 운동 진행 방법이 같다고 해도 "집중력"은 양적으로 계산될 수 없기 때문이다. 똑같은 양의 대변을 쏟아내는 데 들어가는 에너지 값을 계산할 수 없는 것처럼 집중력은 계산할 수 없다. 또한 집중력은 심리상태를 동반하기도 한다. 볼일을 봐야 하는 장소가 편안한 자택이 아닌, 이성친구의 집이라면 집중력에 크게 문제가 발생할 수도 있다. 이처럼 집중력은 여러 가지 요인에 의해 변할 수 있고 그 에너지 값도 변할 수 있다. 비록, 스쿼트 1회의 칼로리 소모는 알 수 없으나, 대변을 시원하게 쏟아내는 사람이 집중을 잘하는 편에 있는 것처럼 운동을 잘하는 사람 또한 집중을 잘하는 사람이라는 사실을 짐작할 수 있을 것이다.

다이어트도 마찬가지다. 살을 잘 빼는 사람은 어떻게 하면 살이 빠질지를 정확하게 알고 그 방법에 집중을 쏟아낸다. 집중력은 질적인 요인과 동시 결과를 만들어내는 결정적 힘인 것이다. 그렇다면, 과연 그 집중력은 어디에서 나오는 걸까? 그 힘은 바로 "감각 정보"에 의해 발생된다.

　우리 몸에는 외부에서 들어오는 것을 감지하는 감각(피부감각, 내장감각, 그리고 빛과 파동을 느끼는 특수감각)과 내부로부터 느낄 수 있는 고유감각이 있다. 고유감각은 눈을 감고도 내 몸의 위치 정보를 알 수 있듯 내가 스스로 움직이는 것을 느끼는 감각을 뜻한다. 밥숟가락을 떠서 입에다가 정확하게 넣을 수 있는 것도 그 동작을 행하는 근육에 고유감각수용체가 있기 때문이다. 고유감각수용체는 발달된 부위일수록 많고 귀 근육처럼 거의 사용하지 않는 근육에는 고유감각수용체가 적다. 운동을 한 번도 해본 적 없어도 운동신경이 좋다느니 운동 감각이 좋다느니 하는 말을 듣는 사람은 이러한 고유감각수용체가 많은 편에 속한다. 고유감각수용체가 많을수록 어떤 장점이 있을까?

　첫째, 근육의 길이 변화를 감지할 수 있기 때문에 구간 정보를 획득할 수 있다. 예를 들어 헬린이와 헬린이 친구가 엉덩이 근육을 목표로 동시에 스쿼트를 실시했다고 치자. 이때 엉덩이 근육을 많이 사용한 사람은 당연히 엉덩이 근육에 고유감각수용체가 많은 사람일 것이다. 반면 엉덩이 근육에 고유감각수용체가 적은 사람의 경우 힘의 부하가 예상했던 근육이 아닌 엉뚱한 부위로 흘러가게 된다. 불필요한 동작으로 쓸데없는 에너지가 소모되는 것이다. 똑같이 운동을 해도 다른 효과가 나타나는 원인은 바로 이러한 이유에서다. 엉짱이 되고픈 헬린이와 헬린이 친구가 6개월간 열심히 박살냈다고 생각한 대둔근(엉덩이 근육)이 어느 한 사람에게는 척추 기립근(허리근육)이었다는 사실을 알게 된다면 이 둘의 결말은 해피 엔딩과 새드 엔딩이 될 것이다.

둘째, 근육과 관절에 걸리는 장력을 감지해서 부상을 방지할 수 있다. 말할 것도 없이 중요한 기능이다. 대부분의 부상은 자신의 가동범위를 초과함으로써 발생되는데, 과도한 동작, 무리한 동작, 불안한 동작이 그 예다. 중요한 사실은 고유감각수용체가 적은 사람일수록 근육과 관절이 적절한 가동범위를 유지하고 있는지를 느끼지 못한다는 것이다. 특히 다이어트 도중에는 크고 작은 부상에도 신체 균형이 무너질 수 있다. 다이어트 기간이 늘어나거나 시기상 조급함을 느끼면 항체가 무너지고 바이러스에 노출될 가능성이 높아진다. 이때, 대부분의 다이어터들이 부상을 입었음에도 불굴의 의지로 밀고 나가다가 그동안의 수고가 물거품이 되는 비극을 맞이하는 경우가 종종 발생한다. 부상을 입으면 지방 대사를 멈추고 회복에 필요한 열량을 공급해야 한다. 그러지 않으면 몸도 삶의 질도 모두 추락한다.

한편, 운동할 때 텔레비전을 보거나 음악에 집중하는 사람이 있다. 정신이 다른 곳에 팔려 있으면 운동은 즐거울 수는 있으나 감각정보를 얻기 힘들다. 이를 두고 수박 겉핥기 운동이라고 표현한다. 운동 실력은 집중을 어디에 두는가에 따라 그 실력이 향상되는 것도 하늘과 땅 차이다. 물론, 운동 경력이 많은 사람은 텔레비전을 보거나 음악을 들어도 운동에 집중할 수 있다. 그들은 정신이 다른 곳에 팔리는 것이 아니라 정신을 분산하는 것이기 때문에 가능하다. 운동 고수들은 이성을 쳐다보면서도 시선처리는 물론 근육과 관절에 고유감각 수용체를 가동시켜 목표 근을 사용하고 가동범위를 측량하는 놀라운 능력도 갖추고 있다. 이런 능력을 보면 멀티태스킹은 불가능한 게 아니다.

운동을 잘하는 방법은 운동에 집중하는 것이다. 집중을 통해 감각 정보가 모이면 운동을 못할래야 못할 수가 없는 경지에 도달한다. 실제로 근육 신경다발을 형성하는 운동단위는 3개월 지나면 그 수가 많아진다. 즉, 운동 3개월 차에 접어들면 근육을 움직이게 하는 신경다발과 영양을 공급하는 모세혈관이 급속도로 자라난다. 한마디로 무에서 유로 창조되는 가장 결정적인 시기다. 예컨대, 고유감각수용체는 이때 급속도로 생성되는 것이다.

대부분 사람들이 3개월을 채우지 못하고 포기하는 경우가 많다. 3개월이 되는 순간 거짓말 같은 변화가 일어난다. 하나를 알았던 게 열이 되고 그만큼 실력도 급증하게 된다. 외형적으로도 윤곽이 드러나 주변사람들이 알아보고 "몸이 좋아졌다"라는 말을 수시로 듣게 된다. 그래서 3개월만 열심히 하면 운동을 하지 말라고 해도 하는 수준이 된다고 하는 것이다. 물론, 운동 고수가 아닌 이상 운동을 시작하면 딴짓하지 말고 운동에 집중해야 변화를 느낄 수 있다. 그렇게 6개월이 지나면 어느새 쫄바지에 런닝구를 입고 쇠질을 하는 어엿한 중급자가 되어 있을 것이고 1년이 지나면 어딜 가나 헬창(헬스에 미친 사람) 대접을 받으며 사람들의 시선을 사로잡는 근엄한 상급자가 되어 있을 것이다.

2. 피로, 물질의 진실

헬린이와 헬린이 친구의 다이어트는 아직 끝나지 않았다. 이들은 새드엔딩을 피하는 방법과 욕심을 내다가 추락하지 않는 방법을 알았기에 더욱 돈독한 파트너가 되었을 것이다. 앞서 말한 대로 목표 근육을 사용하지 않으면 열심히 쏟아붓는 에너지가 엉뚱한 부위로 흘러가게 되고 결과적으로 노력은 했으나 얻는 건 아무것도 없는 상황을 초래할 수도 있다. 하여 헬린이와 헬린이 친구는 현재 목표 근육만을 사용하는 운동법을 구성해서 최소한의 에너지소모로 최대한의 성장 효과를 보이는 효율적인 운동을 모색한다. 그러던 중 이들에게 또 한 번의 위기가 찾아오면서 헬린이와 헬린이 친구는 이윽고 두 갈래 길에 놓이게 된다.

운동신경과 고유감각수용체가 자라나게 되면 운동의 맛을 느끼는 순간이 찾아온다. 이때는, 자기 주관이 뚜렷해지고 부푼 자신감에 무엇이든 과감하게 도전하는 멘탈을 지니게 된다. 참고로 이때는 이제

까지 느껴보지 못했던 감각과 힘이 생겨 자신의 직관에 초점을 두기 때문에 감독의 말을 듣지 않고 단독행위를 하는 경우가 잦다. 이러한 시기에 대부분 사람들이 선택하는 것은 바로 '고강도 운동'이다. 미리 언급해두자면, 고강도 운동이 인체에 미치는 영향은 사람마다 개인차이가 있다. 고강도 운동을 제대로 소화해 내는 사람의 경우 신체기능이 향상됨과 동시 다이어트에 박차를 가하게 되지만, 자칫 잘못하면 몸의 균형을 잃고 컨디션이 밑바닥까지 떨어질 수도 있다. 사실 이번 주제는 내가 다이어터들에게 강조하고 또 강조하는 대목이다. 자, 그럼, 지금부터 집중해서 읽어나가길 바란다.

인체는 두 가지 시스템을 가지고 있다. 하나는 유산소시스템 다른 하나는 무산소 시스템이다. 산소 공급이 원활하면 유산소 시스템이 가동되고, 산소 공급이 원활하지 않으면 무산소 시스템이 가동된다. 이 정도쯤은 알고 있을 것이다. 다이어트에 유리한 운동은 유산소 운동이며, 근육 발달에 유리한 운동은 무산소 운동이다. 이 또한 가벼운 상식쯤으로 알고 있을 것이다. 그렇다면, 한 가지 질문을 내보겠다. 웨이트 트레이닝은 유산소 운동일까? 아니면 무산소 운동일까? 질문을 바꿔보자. 런닝 머신은 유산소 운동기구인가? 무산소 운동기구인가? 혹, 둘 중에 정답이 있다고 생각한 사람은 더욱 집중해서 읽어 나가길 바란다.

먼저, 유산소 운동과 무산소 운동의 핵심은 산소다. 웨이트(중량) 트레이닝(훈련) 즉, 중량 훈련을 한다고 해도 편안한 호흡으로 산소를 깊게 들이마실 수 있다면 유산소 운동에 해당되고 산소 공급이 원활하지 않으면 맨몸으로 운동을 할지라도 무산소 운동에 해당된다. 이와 마찬가지로 런닝머신을 타면서 옆 사람과 1시간 동안 수다를 떨 수 있다면 유산소, 콧구멍이 닫히지 않을 정도로 가쁜 호흡을 한다면 무산소 운동인 셈이다. 따라서 유산소, 무산소 운동은 운동기구나 운동 종목에 관계없이 운동 강도에 의해 결정된다.

물론, 운동 강도는 이렇게 간단하게 설명할 수 있는 요인이 아니다. 그렇다고 해서 복잡한 것도 아니다. 운동 강도를 해석하는 사람 중에 일반인은 물론 운동선수 중에도 교과서적으로만 해석하려는 경향이 보인다. 유명한 저널에 실린 논문에는 분명 과학적으로 접근한 운동법이나 생리학적 메커니즘이 기술되어 있다. 그러나 그러한 지식이 우리 모두에게 적용되는 것이 아니다. 또한 운동, 그 실전에 있어서 변화를 돕는 것은 지식이 아닌 체험이다. 고유감각수용체 발달 과정에서 내 몸을 스스로 알아가고 또 위험에 대처하는 감각을 자연스레 익히듯, 인체에는 생존에 필요한 상태를 능동적으로 유지하려는 항상성이 존재한다.

이처럼 우리가 어떤 에너지 상태에 있는지에 따라 인체시스템의 작동 기전과 성장, 회복 따위가 달라지기 마련이다. 따라서 이 장에서는 과학적이고 교과서적인 내용을 배제하고 체험정보에 입각한 현실적인 내용을 담고자 한다.

앞서 말한 대로 유산소 운동과 무산소 운동은 운동기구나 운동 종목에 관계없이 운동 강도에 의해 결정되며 그 핵심은 바로 산소다. 산소 공급이 원활한 상태에서의 운동은 저-중강도 운동으로 분류하고 산소 공급이 원활하지 않는 상태에서의 운동은 고강도 운동으로 분류한다. 저-중강도의 유산소 시스템은 걷기나, 체조, 조깅처럼 흔히 가벼운 운동을 할 때 작동되는 시스템인 반면 고강도 무산소 시스템은 전력질주를 하거나, 무거운 중량을 들 때 작동되는 시스템이다. 저-중강도의 유산소 시스템이 작동될 때 사용되는 주 에너지는 지방이다. 이 때 탄수화물도 사용되지만 그 비율이 낮다. 때문에 피로도도 낮다. 반면 고강도 무산소 시스템이 작동될 때는 탄수화물이 높은 비율로 사용되면서 피로가 증가한다. 여기서 주목해야 할 점은 고강도 운동은 저-중강도 운동과는 달리 질이 다른 '피로물질'을 분비한다는 것이다.

'피로'란 장시간 계속되는 활동 때문에 세포, 조직, 기관 등의 반응 또는 기능이 저하되는 현상을 뜻한다. 또한 근육이 힘을 내는 능력이 감소한 상태를 '근육의 피로'라고 하는데, 근육 운동 후에 근육이 욱신거리고 쑤시는 증상이 그것이다. 피로에 의한 물질에 대해서는 활동에 의한 피로물질설, 호르몬에 의한 스트레스설 등 여러 학설이 있으나, 현재까지 그 원인은 정확하게 밝혀지지 않았다(생리학적 관점에서 근육의 피로물질은 에너지가 감소하거나 근육의 산소부족으로 발생하는 유산: 젖산에 의해 생성되지만 이 장에서는 피로에 의한 모든 물질의 총칭을 피로물질이라 하겠다). 따라서 우리 몸에 다양한 형태로 축적되는 피로물질은 그 원인을 파악하기에도 어렵다는 것이다.

자, 그럼 피로물질이 어떻게 해서 쌓이고 그 피해는 얼마나 큰지 알아보자. 헬스든 복싱이든 요가든 줌바댄스든 어떤 운동을 하든지 우리 몸은 발달된 근육을 먼저 사용한다. 이게 무엇을 의미하는 걸까? 앞서 피로란 '장시간 계속되는 활동 때문에 세포, 조직, 기관 등의 반응 또는 기능이 저하되는 현상'을 뜻한다고 했다. 일상생활 중에 생긴 피로에 운동을 하면서 발생하는 피로 즉, 근육의 피로가 더해져 피로물질은 가중되는데, 여기서 주목해야 할 점은 피로물질이 발달된 근육 주변에서부터 집중적으로 쌓인다는 것이다. 아직 감이 잘 안 올 수도 있다. 핵심은 지금부터다. 천천히 상상을 하며 읽어나가길 바란다.

목과 어깨 사이에 있는 승모근(상부)은 피로감을 느끼면 곧바로 반응하는 부위다. 피로물질의 축적이 잘 될 뿐만 아니라 우리가 실제로 자주 사용하는 근육이기도 하다. 따라서 '승모근은 일반적인 피로와 근육의 피로가 더해지는 부위'이다. 승모근은 주로 어깨를 움직일 때 사용되는데 승모근이 과도하게 활성되어 있으면 승모근과 관계없는 동작을 취해도 승모근이 사용된다. 다시 말해, 어깨 운동 시 승모근이 사용됨은 물론, 가슴 운동을 할 때도, 등 운동을 할 때도, 팔 운동을 할 때도, 심지어 다리 운동을 할 때도 승모근이 사용된다. 길을 가다가 말벌 한 마리를 만났을 때 승모근이 과도하게 활성되는 것처럼 긴장을 하는 습관이 있으면 승모근이 움츠려진다.

이러한 이유 때문에 상체 운동은 물론 하체 운동을 할 때에도 승모근이 반응하게 된다. 주목해야 할 점은 승모근은 신체의 600개 이상 되는 근육 중 한 부위에 불과하다는 사실이다. 우리가 고유감각수용체의 양질 상태를 알 수 없듯 눈을 한 번 깜빡이는 데에도 어떤 근육이 얼마나 사용되는지는 사람들마다 분명 그 차이점이 존재할 것이다. 가령, 스쿼트를 할 때 목표 근육이 정확하게 사용되었는지는 맨몸으로 천천히 해도 그 느낌을 잡기가 어렵다. 이러한 점에서 무거운 중량을 들거나 빠른 속도로 진행하는 고강도 운동에서는 느낌을 잡고 가기는커녕 오히려 고유 감각이 변형될 수 있다. 고유감각이 변형되었다는 것은 무엇을 의미할까? 대표적으로 척추측만증이나 라운드숄더를 예로 들 수 있다. 이런 현상은 한마디로 '근육을 잘못 습관화한 현상'이다. 목, 허리, 골반 등 모든 뼈가 비틀어지는 것도 마찬가지다.

"삐뚤어진 자세는 피로물질이 쌓였다는 증거다."

피로물질은 스트레칭이나 수면으로 회복될 정도면 아무런 문제가 없다. 그러나 피로나 근육 뭉침이 지속될 경우 혈액순환에 문제가 발생한다. 혈액순환에 문제가 생기면 병이 찾아오는 것은 당연하다. 수천 년을 이어온 동양의학에서 모든 병의 원인이 나쁜 피에 있다고 보는 것처럼 혈액 순환에 문제가 생기면 피가 탁해지고 탁한 피는 온몸을 돌아다니며 세포를 손상시킨다. 물의 흐름만 봐도 알 수 있다. 물의 흐름을 막으면 물이 고이고, 고이면 썩는 건 당연한 이치처럼. 피로가 쌓이고 근육이 뭉치면 혈액이 고이고 이내 썩게 된다. 우리 몸에 나쁜 피가 돌고 있을 때 뇌는 분명 경고 신호를 보낸다. 잠을 자도 개운하지 않고 피곤하다든지, 음식을 먹어도 소화가 되지 않고 더부룩하다든지, 또 언제부턴가 고민이 깊어지고 갑자기 행불행을 따지기 시작한다든지, 술에 의존하는 빈도가 높아진다든지 여러 가지 반응을 느끼게 된다. 이때 빨리 자신의 몸 상태를 알아차려서 원인을 제거해야 한다. 알아차려야 할 때 알아차리지 못하거나 그냥 내버려두면 우리 몸은 적응모드에 돌입한다. 분명 이전보다 삶의 질이 떨어져도 뇌는 그냥 적응해 버린다. 그리고 그 부정적인 에너지는 주변 사람들마저 피곤하게 만든다.

우리가 '가만히' 생각할 땐 크게 짜증을 낼 일도 화를 낼 일도 아니었음을 알게 된다. 이때는 부교감신경이 우위에 있고 뇌파가 안정된 상태로 활성산소를 방출하지 않기 때문이다. 야생동물이 병에 걸리지 않는 이유도 쓸데없이 활성산소를 뿜어대지 않기 때문이다. 문제는 근심과 걱정이다. 근심·걱정거리를 떠안으면 교감신경이 우위에 놓이게 되고 뇌파가 파동을 친다. 이때 불안과 초조가 뒤따라온다. 또 스트레스에 대응하는 면역이 떨어져 사소한 일로 짜증을 내거나 화를 품는다. 여기서 또 신체 조건에 맞지 않는 고강도 운동을 했을 때 피로물질이 다량으로 방출된다. 운동을 할수록 스트레스가 풀리거나 기분이 좋아지는 것을 느끼지만 사실 근본적인 해결책은 되지 않는다. 그것은 운동을 할 때 쾌감을 느끼게 하는 호르몬의 분비로 인한 일시적인 치유에 불과하기 때문이다.

호르몬은 마약과 같다. 100의 기준에서 200을 끌어다 쓰면 내일도 모레도 200까지 채워야 만족이 되고 본래 기준으로 돌아갈 때에는 짜증, 불안, 우울 등 온갖 부정적인 것들이 뒤따른다. 이때 잘못된 운동은 불난 집에 휘발유를 들이붓는 것과 같은 것이다. 몸은 타고 있지만 그것을 인지하지 못한다. 앞서 말한 대로 혈관은 50퍼센트 이상 파열되어야 그 증세가 나타나기 때문이다. 이것이 건강의 악순환 사이클이다.

우리 몸에는 독소를 제거하는 SOD(Superoxide dismutase: 슈퍼옥사이드 디스뮤타아제)라는 효소가 있다. 그러나 이 효소도 공통적으로 29세가 될 무렵 그 분비량이 점차 떨어지기 시작한다고 한다. 나이가 들면 모든 기능이 떨어지고 만다. 그러나 감각이라는 것은 그렇지 않다. 근육과 관절의 감각정보를 느끼는 고유감각수용체나 통증을 느끼는 통각수용체는 체험에 비례하기 때문이다. 비록 독소에 대응하는 물질의 분비량이 감소해도 우리 몸이 독소에 반응할 수 있다면 스스로 상태를 점검할 수 있다는 것 아니겠는가.

인도의 고서에 "젊었을 때 얻은 중병은 1,000명의 현인을 만난 것과 같다"라는 말이 있다. 이 또한 감각을 두고 하는 말이다. 실제로도 그렇다. 건강을 잃어 본 사람은 건강의 중요성을 머리로 인식하지 않고 피부로 느낀다. 운동을 지도하면서도 느끼는 부분이지만 대개 건강한 사람은 격한 운동을 하거나 체질에 맞지 않는 음식을 먹으면 몸에서 뿜어져 나오는 활성산소나 피로물질로 인한 이상증세를 바로 알아차린다. 이처럼 감각이라는 것은 피로물질에 반응해서 우리 몸을 스스로 보호할 수 있도록 일깨워주는 장치이자, 감각의 개발이야말로 '운동의 진정한 목적'인 것이다.

3. 체중, 감량의 진실

그래서 헬린이와 헬린이 친구는 화창한 여름날, 비키니를 입고 화려한 날을 맞이했을까? 물론이다. 꿈만 같던 나날을 보내며 밤낮없이 사진을 찍어대느라 정신이 없었을 것이다. 그들이 다이어트에 롱런할 수 있었던 이유를 다시 짚어 보면, 고강도 운동을 잘못 수행했을 시 피로물질로 인해 컨디션이 발바닥 수준까지 떨어질 수 있다는 사실을 깨닫고 자신의 몸 상태에 걸맞은 운동 강도를 설정하여 더 큰 일이 벌어지기 전 미리 올바른 대응책을 마련할 수 있었기 때문이다. 그렇게 이들의 다이어트는 분명 해피 엔딩으로 끝이 났다. 그러나 헬린이와 헬린이 친구는 정확히 3개월 뒤에 다시 체육관으로 복귀하게 된다.

그렇다. 요요현상이 찾아온 것이다. 요요현상은 줄어든 체중이 유지되지 못하고 다시 살이 찌는 현상이다. 요요현상의 원인은 다양하게 해석되고 있으나 근본적인 원인은 에너지 불균형에서 비롯된다. 대부분의 사람들은 다이어트 첫 시작과 동시에 한 달에 목표한 만큼 체중을 감량시키리라는 목표를 세운다. 그렇게 1~2주일이 지나도 체중이 줄어들지 않자 탄수화물을 조금씩 더 줄이는 방향으로 전략을 세운다. 그러나 3~4주일이 지나도 체중에 뚜렷한 변화가 보이지 않자, 수분을 제한하는 극단적인 방법을 선택하기도 한다. 이미 탄수화물을 줄인 상태에서 수분을 제한하면 육체는 점점 사막으로 변해간다. 그렇게 병을 얻고 다시 수분을 섭취하지만 그땐 이미 시들어 버린 꽃에 물을 붓는 것과 다름없다. 이것이 근육이 손실되는 과정이다. 근육을 잃으면 근육이 빠진 자리에 지방이 꿰뚫고 차기 시작한다. 이때 혈관이 압박을 받고 압력을 높임으로써 건강의 악순환 싸이클이 가동된다.

사실 이런 무모한 행동은 글리코겐만 이해해도 피할 수 있는 부분이다. 글리코겐이란 여분의 탄수화물이다. 쉽게 말해 우리 몸의 비상용 탄수화물이라 보면 된다. 비상식량은 아무 때나 먹는 게 아닌 비상상황에서만 먹는 식량이다. 그러한 비상식량을 준비하지 않으면 비상상황을 대처할 수 없다. 우리 몸도 마찬가지다. 혈액에 있는 탄수화물을 소진하면 간과 근육에 저장된 글리코겐이 방출되어 에너지로 작용한다. 글리코겐마저 다 쓰고 나면 지방이나 단백질을 분해해서 뇌로 공급하게 되는데 바로 이때 몸에서 근육 손실 작업을 진행하는 것이다.

자, 그렇다면 몸에서 비상식량을 많이 저장할 때가 언제인가? 비정상적인 행동을 했을 때이다. 평소에 하지 않던 운동을 갑자기 한다고 할 때부터 몸은 이미 비상상황이다. 뇌는 각 기관의 세포에게 경보령을 울리고 세포는 즉시 탄수화물을 저장하려고 한다. 처음 1~2주일 동안 체중이 증가되는 현상은 세포가 탄수화물을 저장하려고 하는 현상이다. 이런 현상을 무시하고 탄수화물을 줄이거나 수분을 제한하면 세포도 극단적인 선택을 하게 된다. 대표적으로 반항하는 세포가 바로 인슐린이다.

인슐린은 혈당을 조절하는 역할을 담당한다. 그러나 위 상황에서는 인슐린의 민감도가 높아져 혈당이 낮은 탄수화물을 섭취해도 혈당이 높아지게 된다. 비상상황에서 들어오는 탄수화물은 인슐린 입장에서 부담스러울 수밖에 없다. 인슐린은 인해전술에 맞서는 몇 안 되는 병사들이라고 생각하면 이해하기 쉬울 것이다. 혈당을 낮추는 인슐린이라는 병사들이 무너지면 적군에 의해 높은 혈당이 지속되다가 고혈압, 고지혈증, 심장병, 당뇨병 등 온갖 대사성 질환을 토해내게 되는 것이다.

정리하자면, 다이어트, 즉, 평소에 하지 않던 운동과 식이조절은 우리 몸의 입장에서 비상상황이나 다름없다. 이러한 비상상황에서 세포는 탄수화물을 비축해두려고 하는데, 그것을 글리코겐이라 한다. 만일 비상상황에서 사용되어야 할 글리코겐이 충분치 않으면 뇌는 지방이나 단백질을 사용하게 되고 끝내 부정적인 결과로 이어질 수 있다. 고로 다이어트 시작부터 체중을 감소하겠다는 착각은 감히 실현해서는 안 될 위험한 발상이라는 것이다. 여기까지는 의사들이 말하는 일반적인 요요현상의 경로다. 이제부터 다이어트 실전에서 적용되는 내용을 살펴보도록 하자.

글리코겐이 저장되는 양은 근육량에 비례한다. 근육이 발달될수록 글리코겐의 저장도 많아지는 것이다. 글리코겐은 기본적으로 간에 80~100g, 근육에 250~400g이 저장된다. 참고로 글리코겐은 탄수화물의 일종이다. 탄수화물은 1g당 4칼로리를 가지고 있다. 간 글리코겐과 근 글리코겐의 총량을 칼로리로 계산해보면 각각 대량 1,300kcal, 2,000kcal가 나온다. 어디서 자주 보던 낯익은 숫자가 아닌가? 그렇다. 글리코겐은 기초대사량의 지표인 것이다. 또 한 가지 알아야 할 점은 글리코겐 1g이 저장될 때 수분 3g이 필수로 따라붙게 된다는 사실이다. 그 때문에 올바른 운동과 식이조절을 병행하면 1kg에서 1.5kg의 체중 증가가 나타나는 것이다. 여기서 주목해야 할 점은 첫째, 글리코겐 양은 근육량과 비례한다는 사실, 둘째, 올바른 다이어트는 근육을 유지하면서 체지방만 감소해야 한다는 사실이다. 그런데, 우리는 그 사실을 어떻게 알 수 있을까?

먼저, 체중은 체지방과 제지방(근육, 뼈, 장기, 수분 등)이 더해진 중량이다. 근육 운동을 할수록 글리코겐 양이 증가됨으로써 제지방 체중은 증가한다. 즉, 체지방체중과 제지방체중을 따로 두고 봐야 하는 상황에서 체중계에 찍힌 숫자는 의미가 없다는 것을 짐작할 수 있을 것이다. 그래서 나타난 장비가 바로 체성분 분석기다. 체성분 분석기는 근육량, 지방량, 수분량, 단백질, 무기질 등등 우리 몸의 구성성분을 나타내는 훌륭한 장비다. 그런데, 정확하지 않다.

사실, 이 점에 대해서는 논할 가치도 없다. 다이어트 현장에서 실전 사례를 겪는 내 입장에서는 체성분 분석기를 비판하는 정도가 아니라 혐오하는 수준이다. 지방 1g을 연소하기 위해선 7.7㎉ 소모가 필요한데, 10g도 아니고 100g도 아니고 무려 1kg씩이나 측정 때마다 결과가 달라진다면 과연 추적 검사가 가능하겠냐는 말이다. 체성분 분석기는 현존하는 체지방 분석법 중 가장 실용적인 장비임에 틀림 없다. 그러나 경제적, 효율적인 면에서는 그다지 각광을 받지 못하고 있다. 이러한 점에서 스킨폴드 캘리퍼는 실용적, 경제적, 효율성을 모두 지닌 강력한 도구이다. 자세한 내막은 〈다이어트 궁극의 기술〉에서 설명하도록 하겠다.

이 장의 핵심은 '올바른 다이어트와 잘못된 다이어트는 어떻게 구별하는가?'이다. 시중에 떠도는 다이어트 관련 정보들, 난무한 속설이라고 말하면서 정작 자기가 쓴 책 표지에는 사람들의 환심을 사기 위해 유명인사들을 앞세워 "이 책을 보고 일주일 만에 수 킬로그램을 뺐다."라는 말을 남발하고 있는 실정이다. 그런 정보와 책들의 공통점은 모두 하나같이 자기가 어떤 특별한 다이어트 비법을 알아낸 듯이 말하지만 정작 어떤 결과를 어떻게 검증해야 하는지 그 방법에 대해서는 언급하지 않고 있다.

다이어트는 개인의 특성에 따라 그 방법론이 다르게 적용되어야 한다. 심지어 "아침을 먹어라, 마라" 하는 것도 자기 상태에 따라 다르다. 아침을 먹고 안 먹는 게 중요한 게 아니라 그런 말에 휘둘리고 있다는 게 문제가 되는 것이다. 내 몸을 알면 내 상태는 내가 판단하게 된다. 그런데 왜 한쪽에서는 "먹어라" 하고 다른 한 쪽에서는 "먹지마라" 하는 모순이 생기는 걸까? 그렇게 말하는 사람은 대부분 엘리트 교육을 마친 의사, 박사인데도 말이다.

그 이유는 간단하다. 건강에 대한 답이 지식에 없기 때문이다. 사람은 누구나 자신의 의식상태에서 사물을 바라보게 된다. 지식으로 답을 내자고 한다면 영원히 알 수 없는 것이 우리 몸이다. 내 몸을 바로 아는 방법은 입을 다물고 내면의 소리에 집중하는 것이다.

다시 한번 말하지만, 체중을 내리는 것은 쉽다. 탄수화물을 제한하고 고강도운동을 통해 수분 손실량을 늘리면 일주일에도 10kg은 누구나 뺄 수 있기 때문이다. 운동 종목 중 복싱 선수의 경우 육체미로 승부하는 하는 보디빌딩 선수와는 달리 오로지 컨디션에 포커스를 두기 때문에 단기적 감량이 가능하다. 그래서 일주일 만에 10kg을 감량하기도 한다. 반면 보디빌딩 선수들은 근육량을 보존하고 체지방만을 연소시켜야 하기에 장기간의 텀을 두고 '체중 감량'이 아닌 '체중 조절'을 해야 한다. 이 차이점을 분명하게 알고 있는 내 입장에서 웬만한 상술은 손바닥 보듯 훤하다. 우리가 알아야 할 사실은 체중 감량과 체중 조절은 엄연히 다르다는 것이다. 감량은 체지방과 제지방을 모두 빼는 행위다. 이는 체력수준이 출중한 사람에 한해서 시도해야 한다. 그렇지 않으면 건강의 악순환 싸이클을 제 발로 굴리는 꼴이 된다. 반면 체중 조절은 체지방과 제지방을 분리해서 접근해야 해야 하기 때문에 그 분석 방법에 필요한 도구나 장비의 필요성이 강조되는 것이다.

올바른 다이어트를 시행했어도 다이어트 이후 관리가 제대로 이루어지지 않으면 살이 찔 수밖에 없다. 이러한 점에서 요요현상이란 단순히 잘못된 다이어트로 인한 부정적 현상이 아니라 부적절한 관리로 인한 부작용이라고 해도 무방하다. 고로 체지방 측정법을 익히는 것은 내 몸 관리법을 익히는 것이다.

3장

다이어트 궁극의 기술

SKINFOLD CALIPER

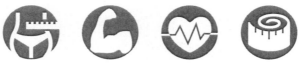

1. 감각 트레이닝

자, 지금부터 다이어트 궁극의 기술을 익혀보도록 하자.

감각 트레이닝 2주 루틴

먼저, 운동 방법은 대근육을 사용하는 세 가지 운동법을 익힌다. 식이요법은 총 3회 식사 중 한 끼 식사 시 탄수화물은 체중만큼, 단백질은 체중의 4분의 1을 섭취하고 지방은 특별히 신경 쓰지 않고 견과류나, 오메가3을 1일 권장량에 맞춰 섭취한다. 나머지 비타민, 무기질, 섬유질 식품군은 나물 반찬과 채소나 과일을 재량껏 섭취하면서 컨디션에 맞춰 섭취량을 조절한다.

대근육을 사용하는 세 가지 운동

가슴, 등, 하체 근육은 대근육에 속하고 어깨(삼각근), 팔(이두근, 삼두근) 기타 근육은 소근육에 속한다. 대근육 운동을 소근육 운동보다 먼저 진행하는 이유는 대근육 운동 시 소근육이 필수로 사용되기 때문이다. 만일 소근육 운동을 먼저 진행한다면 소근육 고유감각수용체가 먼저 발달되어 대근육을 사용하기가 어려워질 것이다. 따라서 근육 신경이 자라나는 시기에는 대근육의 감각을 발달시켜 에너지 효율을 늘리는 것이 중요하다.

영양

운동 초기, 영양에 많은 신경을 쏟아 부을 필요는 없다. 식단은 쉽게 기억할 수 있고, 쉽게 적용할 수 있어야 한다. 탄수화물은 체중만큼, 단백질은 체중의 4분의 1만큼 섭취, 이 얼마나 간단한가? 음식의 종류는 짜장면이든 피자든 통닭이든 무엇을 먹든 상관없다. 단지 식품 라벨에 적혀 있는 영양정보를 보거나, 포털 검색창에 검색해서 섭취하고자 하는 음식의 영양 정보를 알아보면 된다. 물론, 정크푸드로 한 끼 권장섭취량을 채우려고 한다면 간에 기별이 가기는커녕 건강에 해로울 뿐만 아니라, 누적된 공복감이 쓰나미처럼 몰려올 것이다. 단순하게 말하자면, 그러한 이유로 시도는 해보라는 뜻이다. 다이어트에 필요한 포만감은 칼륨이 많이 들어있는 음식을 통해 얻을 수 있다. 대표적으로 고구마, 감자, 바나나, 등이 그렇다. 포만감과 공복감의 차이를 잘 알고 있다면 칼륨식 식단을 구성하도록 한다.

예) 체중이 60㎏이라면 탄수화물 60g, 단백질15g을 섭취한다(5~10g 내외로 차이가 나는 것은 크게 문제없다). 자신의 기준에 맞춘 영양 정보를 수집하다보면 눈짐작으로도 음식의 탄단지 비율을 짐작할 수 있을 것이다. 혹, 다이어트에 강박관념을 가지고 잘못된 습관을 한 번에 바꾸려하는 사람이 있다. 규칙적인 변화보다 강한 것은 자연스런 변화라는 것을 명심하라.

"🏋" 트레이닝에 들어가기 전

    내 근육의 감각을 익히지 않고 기구를 사용할 시 엉터리로 할 가능성이 높다. 따라서 운동 기구를 사용하기 전에 근육의 감각을 먼저 익히도록 한다. 근육의 감각을 익히면 기구 사용법은 저절로 터득할 수 있다.

(1) 가슴 운동

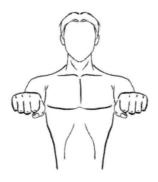

    ① 똑바로 선 상태에서 양팔을 가슴 위치까지 들어 올린다.

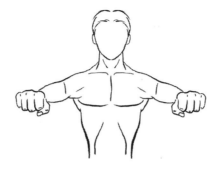

② 양팔을 어깨 넓이보다 넓게 벌린다.

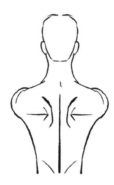

③ 견갑골을 가운데로 모은다.

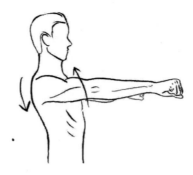

④ 가슴을 들어주고 어깨를 내린다.

- 어깨가 내려가지 않는 사람은 견갑골을 모은 상태에서 어깨를 최대한 위로 들고 다시 아래로 내린다.

- 가슴 근육이 운동되기 위해선 등 근육이 견고하게 수축되어야 한다.

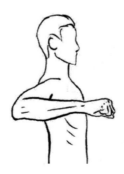

⑤ 양팔이 직각이 될 때까지 수평으로 내려준다.

- 가동범위가 좋은 사람은 주먹이 가슴까지 오도록 한다.

- 손바닥과 가슴 근육이 연결되어 있다고 상상한다)

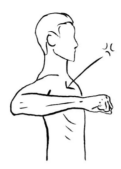

⑥ 양팔에 힘을 빼고 가슴 근육에 힘이 들어오는 것을 느낀다.

• 이때, 견갑골이 느슨하게 풀리지 않도록 주의한다)

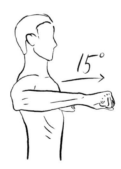

⑦ 팔을 완전히 다 펴기 전 15도 정도만 핀다.

• 이때 아주 천천히 팔을 펴야 가슴 근육이 수축되는 것을 느낄 수 있다.

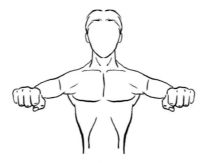

⑧ 가슴 근육이 강하게 수축되는 것을 느끼면서 끝까지 수축한다.

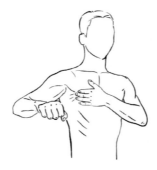

⑨ 똑같은 방법으로 실시하되 한 쪽 손을 가슴 근육(겨드랑이를 타고 내려오는 지점)

　 에 갖다 대고 근육이 이완하고 수축하는 과정을 느낀다.

🕐 주의할 점

　 1. 동작을 실시할 때 팔꿈치가 상하로 기울지 않도록 한다.
　 2. 어깨부터 손가락까지 모든 힘을 빼고 오직 가슴 근육에만 집중하도록 한다.

(2) 등 운동

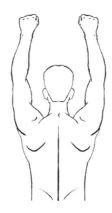

① 똑바로 선 상태에서 양팔을 머리 위로 들어 올린다.

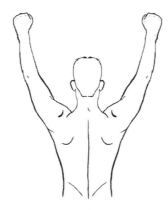

② 양팔을 어깨 넓이보다 넓게 벌린다.

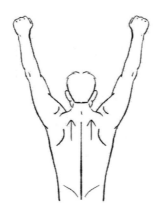

③ 어깨와 견갑골이 하늘을 향하도록 양팔을 높게 들어 올린다.

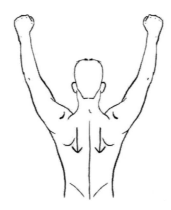

④ 가슴을 들어 올리면서 어깨와 견갑골을 아래로 수축한다.

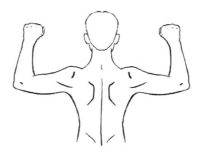

⑤ 양팔이 직각이 될 때까지 수직으로 내려준다(가동범위가 좋은 사람은 주먹이 턱까지 오도록 한다).

· 이때 어깨에 힘이 들어가지 않도록 주의한다.

· 손가락과 등 근육이 연결되어 있다고 상상한다.

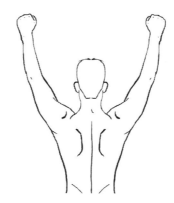

⑥ 등 근육을 수축한 상태에서 팔만 들어 올린다.

· 이때 등 근육에 힘이 풀리지 않도록 주의한다.

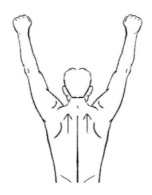

⑦ 아래로 향해 있던 어깨와 견갑골도 하늘을 향하도록 높게 들어 올린다.

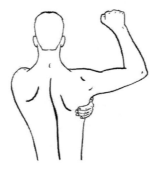

⑧ 똑같은 방법으로 실시하되 한 쪽 손을 등 근육(겨드랑이 뒷부분 지점)에 갖다 대고 근육이 이완하고 수축하는 과정을 느낀다.

1. 동작을 실시할 때 팔꿈치가 앞 뒤로 기울지 않도록 주의한다.

2. 어깨부터 손가락까지 모든 힘을 빼고 오직 등 근육에만 집중하도록 한다.

(3) 하체 운동

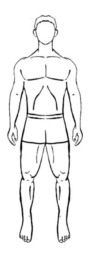

① 똑바로 선 상태에서 양발을 어깨 넓이보다 넓게 벌린다.

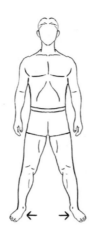

② 발가락 방향이 바깥쪽을 향하도록 한다.

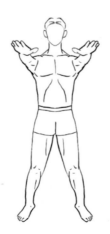

③ 양손을 앞으로 내민다(팔짱을 껴도 상관없다).

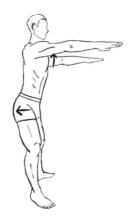

④ 엉덩이를 가볍게 뒤로 내밀고 가슴은 들어 올린다.

· 이때 척추는 자연스럽게 만곡이 되도록 한다.

· 턱을 당기고 시선은 아래로 향하게 한다.

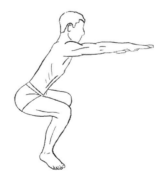

⑤ 무릎이 직각이 될 때까지 천천히 앉는다.

· 이때 발바닥과 허벅지 근육이 연결되어 있다고 상상한다.

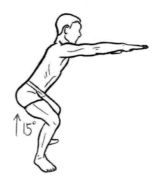

⑥ 무릎을 완전히 다 펴기 전 15° 정도만 일어선다.

• 이때 아주 천천히 일어서야 허벅지 근육이 수축되는 것을 느낄 수 있다.

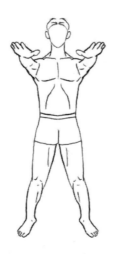

⑦ 허벅지 근육이 강하게 수축되는 것을 느끼면서 천천히 일어선다.

주의할 점

1. 동작을 실시할 때 무릎이 발끝을 넘어가지 않도록 하고 발등의 중심선에서 좌우로 기울지 않도록 한다.
2. 상체에 모든 힘을 빼고 오직 허벅지 근육에만 집중하도록 한다.

운동 기술 조언

① 호흡: 운동 시 호흡은 근육을 수축하기 전 들이마시고 동작이 끝날 때 내쉬는 것을 원칙으로 하나, 감각트레이닝 시 호흡에 집중하기보다는 근육 감각에 집중하도록 한다. 감각트레이닝에서 가장 중요한 점은 이완과 수축 동작을 최대한 길게 하는 것이다. 예를 들어, 한 동작을 실시할 때 이완과 수축 동작을 각각 5초에서 10초간 간격으로 진행한다. 특히 최대 이완과 최대 수축 동작에서 3초 정도 머무르고 반복하는 것이 효과적이다.

② 운동 강도: 운동 자각도에 맞춰 보통 이상의 강도를 임의로 설정한다.

③ 반복 수: 10~20회

④ 세트 수: 3세트

⑤ 운동 빈도: 주 3회 이상 실시한다.

⑥ 운동 순서: 어떤 운동을 먼저 하든 상관없다.

⑦ 휴식 시간: 세트 간 휴식시간은 1분에서 2분으로 정한다.

운동 조언

운동 동작은 처음부터 끝까지 하나도 버릴 것이 없어야 한다. 즉, 처음부터 끝까지 집중을 하고 동작 하나를 하더라도 정확하게 한다. 운동을 재미있게 하는 방법은 동작을 실시할 때 반동을 주거나 가속도를 내면 된다. 그러나 반동과 가속도를 내면 반동과 가속도가 적용되는 구간만큼 고유감각수용체가 발달되지 못하게 된다. 결국 근육이 부분적으로 발달해 장기적으로 손실이 크다. 운동은 정보력 싸움이다. 고유감각수용체를 골고루 발달시킨 사람과 그렇지 않은 사람은 처음에는 뚜렷한 차이가 나타나지 않으나 3개월 뒤 격차가 배로 벌어진다. 운동 초보가 운동 고수를 금방 따라잡는 사례도 이러한 이유에서다. 간혹 운동 방법을 이것저것 번갈아가며 마음대로 하는 사람이 있다. 이런 사람들의 특징은 어떤 운동을 하든 처음에만 열정이 크고 갈수록 그 열정이 식는다. 운동의 진정한 재미는 넓이에 있지 않고 깊이에 있다는 사실을 명심하라.

마무리 조언

운동을 처음 시작하면 몸의 입장에선 '주인님이 왜 안하던 짓을 하지?'라고 생각할지도 모른다. 몸이 긴장하면 마음이 편할 리가 없고 마음이 불편하면 생각이 복잡해져 뇌를 과열시키고 신진대사에 문제를 일으킨다. 그래서 2주간은 운동 환경에 잘 적응할 수 있도록 무리하지 않는 것이 중요하다. 무엇보다 운동 시작에 있어 목표를 미리 생각하는 것보다 운동하는 순간, 음식을 조절하는 순간, 그 순간순간에 집중하는 순간 집중력을 조금씩 쌓아 올린다는 생각으로 임하는 것이 좋다. 배움의 재미를 느끼고 가벼운 마음으로 실천하길 바란다.

⚜️ 4주 루틴_3주 차 질문

2주간 감각트레이닝을 제대로 수행했다면 몇 가지 질문사항이 나와야 한다.

첫째, 살이 빠지고 있는 건지?
둘째, 근육이 발달하고 있는 게 맞는 건지?
셋째, 좌우 비대칭은 어떻게 교정하는지?

첫째, 살이 빠지고 있는지에 대해 질문을 하는 사람들은 대부분 몸이 운동 전보다 불어나거나 체중이 증가하는 현상을 경험했을 것이다. 〈체중, 감량의 진실〉에서 설명했듯이 운동 초기 체중이 증가하는 것은 우리 몸이 에너지를 비축하기 위한 당연한 현상이다. 그것을 글리코겐 합성이라 한다. 이때 글리코겐(탄수화물의 일종)과 많은 양의 수분이 체내에 저장되므로 몸이 불어보이는 것도 당연하다. 그러니 안심해도 좋다. 이제부터는 살이 빠지고 있는지 확인하기 위해 스킨폴드 캘리퍼를 사용해서 지방을 측정하도록 한다. 첫 기준점을 마련하고 1~2주마다 측정해서 지방의 감소량을 확인할 것이다. 운동 첫 주차 때부터 스킨폴드 캘리퍼를 사용하지 않은 이유는 운동 초기에는 여러 가지 변수로 몸 상태가 달라질 수 있기 때문이다. 지난 2주 동안에는 어떠한 원인으로 나타난 결과인지 판단하기 어려운 시기였다면. 3주차부터는 운동 환경에 어느 정도 적응한 상태이므로 지방을 분석해서 대응책을 세워 나가도록 한다.

　방법은 간단하다. 스킨폴드 캘리퍼로 측정한 복부 피부두겹(피하지방을 접은 살)값이 50㎜이고 목표 값이 20㎜라면 30㎜를 감소하기 위한 대응책을 세운다. 예컨대, 다이어트 목표 기간이 6개월이라면 목표 값 30㎜를 감소하기 위해 주당 1.25㎜의 지방을 덜어내면 된다. 어떤가? 간단하지 않은가? 측정값과 목표 값 그리고 목표기간을 기준으로 열량을 조절해 나가다 보면 내 몸 상태에 최적화된 식단을 구성할 수 있게 된다. 예컨대, 2주 뒤 측정값이 주당 목표 값에 못 미칠 경우 열량을 조금씩 낮추고 반대로 주당 목표 값이 잭팟이 터진 것처럼 과도하게 감소했다면 음식량을 유지하거나 늘려도 된다는 말이다. 치팅데이는 바로 이때 들어가는 것이다! 어떤가? 재미있지 않은가?(스킨폴드 캘리퍼 측정 시 복부 기준 1주일에 최대 2㎜ 감소를 권장한다)

　둘째, 근육이 발달하고 있는 게 맞는지에 대해 질문하는 사람들은 헬스장 한편에서 핏대를 세우며 괴성과 함께 무거운 중량을 들어올리는 헬창(헬스에 미친 사람)을 보고 자괴감이 들었을지도 모른다. 〈운동, 신경의 진실>에서 설명했듯이 근육 신경다발을 형성하는 운동단위는 3개월이 지나야 그 수가 많아지면서 근비대에 박차를 가하게 된다. 누누이 강조하지만 운동 초기에는 근육이 얼마나 발달했는지를 생각하기보다는 감각정보를 모은다는 생각으로 운동에 임하는 게 좋을 것이다. 감각정보가 모이고 쌓이면 근육을 발달시키는 것은 시간 문제다.

물론, 적지 않는 시간과 노력이 소요되는 것은 사실이다. 많은 사람들이 헬창들의 다이어트 전후 사진을 보고 근육을 단기간에 발달시킬 수 있다고 생각한다. 혹, 인터넷에 떠도는 정보에 혼란을 겪고 있다면 지금부터 꿈을 깨시라. 비포(before) 애프터(after)를 올리는 사람들은 대부분 오랫동안 밥만 먹고 쇠질만 한 사람일 가능성이 높다. 복근이 보이는 체지방은 10~15%인데, 20%만 넘어가도 조각 같은 근육미는 지방에 가려 보이지 않는다. 운동선수는 대사량이 받쳐주기 때문에 다이어트를 길게 할 필요가 없다. 또한 체지방을 10% 이하로 내리기 때문에 항체가 완전히 무너지기 전에 빨리 다이어트를 끝내야 한다.

이런 점에서 속 내용은 빼먹고 비포(before) 애프터(after)를 단기 변화로 가정해서 올리는 사진에 많은 사람들이 현혹되는 것이다. 만일 운동 초보자가 단기 변화를 꿈꾸고 극한에 달하는 다이어트를 시도한다면 그 결과는 마른 장작에 몇 줄의 나이테가 그어진 것 같이 볼

품없는 근육미(?)에 만족해야 할 것이다. 안타깝게도 근육의 사이즈는 인간의 노력에 비해 아주 천천히 조금씩 증가한다.

그런데 이게 안타까운 일인가? 사실 당연한 일이다. 당연한 일을 안타깝게 느껴지는 것은 무슨 이유에서일까? 그게 궁금한 사람이 있다면 포털 사이트에 '스테로이드 보디빌딩'이라고 검색해보면 알 수 있을 것이다.

근육이 잘 자라고 있는지 확인하기 위해선 근전도 장비를 사용하거나, 체성분 분석기를 사용하는 방법이 있다. 의료인이나 연구자가 아닌 이상 근전도 장비를 사용하기는 어렵다. 그래서 대부분 체성분 분석기를 사용한다. 체성분 분석기의 핵심은 수분이다. 인체와 근육의 핵심 또한 수분이다. 수분량에 변동이 생기면 측정값은 변한다. 수분량이 변동될 수 있는 조건(운동 방법, 음식 섭취, 수면 시간, 대변, 소변 량, 흡연, 음주량 등등)은 셀 수 없이 많다. 따라서 측정값에도 오차가 생긴다. 측정값에 오차가 생기면 추적검사에 용이하지 않다는 결론에 이른다.

그렇다면 근육량을 알아볼 수 있는 방법이 없는 걸까? 그럴 리가. 스킨폴드 캘리퍼처럼 아날로그 방식이지만 쉽고 간편하고 비교적 정확한 도구가 있다 바로 둘레측정기다. 둘레측정기는 스킨폴드 캘리퍼와 병행해서 사용할 때 더욱 정확한 값을 얻을 수 있다.

방법은 간단하다. 예컨대, 스킨폴드 캘리퍼로 측정한 허벅지 피부 두겹 값이 10㎜이고 둘레 측정기로 측정한 허벅지 둘레가 30인치일 때 기준 시점 이후 허벅지 피부두겹이 감소하고 허벅지 둘레가 일정 하거나 증가되었다면 허벅지 근육이 증가되었다고 볼 수 있다. 어떤 가? 정말 간단하지 않은가? 근육의 손실이 걱정되거나, 근육의 발달 정도를 알고 싶다면 둘레측정기를 사용하라! 혹, 근육 발달을 원하지 않거나 과도한 근육 성장에 어찌할 바를 모른다면 둘레 측정값을 토 대로 운동 강도를 조절해 나가면 된다.

셋째, 좌우 비대칭은 어떻게 교정하는지에 대해 질문하는 사람들 은 감각이 좋은 사람이라고 볼 수 있다. 감각트레이닝을 제대로 수행 하면 골반, 어깨 관절 등 근육의 좌우 비대칭을 느끼게 된다. 극도로 예민한 사람은 잠자리에도 불편함을 느끼는 경우도 있다. 그러나 이 문제는 크게 걱정하지 않아도 된다. 오히려 내 몸에 칭찬을 해줘야 한다. 체형이 비틀어져 있는 걸 느꼈다는 것은 체형이 원상태로 돌아 오기 위한 과정이 시작되었다는 뜻이다. 혹, 좌우 비대칭을 억지로 맞추기 위해 한 방향 운동을 할 필요는 없다. 비대칭 현상은 국소 부 위의 근육과 근력의 차이에서 나타나는 현상이 아니라 여러 가지 원 인에 의해 나타나는 현상이기 때문이다.

예컨대, 허리 통증에는 여러 가지 원인이 있겠지만 허리 근육 자체의 문제가 아니라 대개 그 근육을 잡아주는 주변 근육이 약해서이다. 허리 주변 근육이 약하면 허리근육이 과도하게 사용되고 허리근육 주변에 피로물질이 쌓여 통증이 찾아오는 것이다(이러한 이유로 운동은 입맛대로 하는 게 아니라 골고루 해야 하는 것이다). 이때 좌우로 구성되어 있는 척추 기립근의 비대칭 문제가 제기된다고 해서 허리 근육의 일부분인 한쪽 면의 기립근만 발달시키면 끝날 문제인가? 전혀 그렇지 않다는 것을 짐작할 수 있을 것이다. 만일 비대칭 현상을 극복하기 위해 한쪽 부위에만 운동 횟수를 늘리거나 강도를 늘리면 근육, 근력의 크기는 같아지더라도 신체 부위 중 또 다른 근육과 관절에서 비대칭이 일어날 수 있다. 따라서 체형에 비대칭을 이루고 있거나 그것을 느꼈다면 고유감각수용체를 발달시켜 체형을 원상태로 만들기 위해 더욱 천천히 낮은 강도로 감각트레이닝을 실시한다. 감각트레이닝은 내 몸의 감각을 되찾고 기능을 향상시키는 운동법이다. 평소 사용하지 않았던 근육이나 관절부위에 고유감각수용체가 자라나면 체형은 원위치로 돌아올 것이다.

한편, 감각이 선천적으로 좋은 사람도 있다. 그들은 감각트레이닝을 실시하고 비대칭은 어떻게 교정하느냐는 질문은 하지 않는다. 그들에게 "운동은 할 만한가?"라고 물으면 기술적인 대답을 하기보다 단지 "아파요", "괴로워요" 또는 "짜증 나요"라고 말한다. 여기서 내가 "그냥 즐겨!"라고 말하면 "이걸 어떻게 즐겨요!?"라고 대답한다. 애당초 감각이 좋은 사람들은 특별한 노력 없이도 근육 사용법을 금세 익히는 장점이 있는 반면 특별한 노력 없이 얻은 능력이기 때문에 운동을 즐기지 못하는 단점이 있다. 이 얼마나 공평한 운동의 세계인가? 이렇든 저렇든 노력한 만큼 몸이 변화되는 것을 느끼면 운동을 즐길 수 있게 될 것이니 긍정적인 마음으로 운동에 임하길 바란다.

근전도 감각트레이닝 연구사례

감각 트레이닝을 통해 참여자의 근활성도에 어떠한 변화가 나타났는지 알아보고자 표면 근전도 분석 장비를 사용하여 참여자의 어깨(측면 삼각근)와 승모근(상부 승모근)에 부착한 뒤 2kg아령을 잡고 어깨 측면 운동(사이드 레터럴 레이즈)을 5회 반복하여 그 평균값을 도출하였다. 감각트레이닝을 통한 근활성도의 변화와 삼각근과 승모근의 상호작용에 대한 두 가지 사례를 알아보도록 하자.

주 2회 한 달간 변화

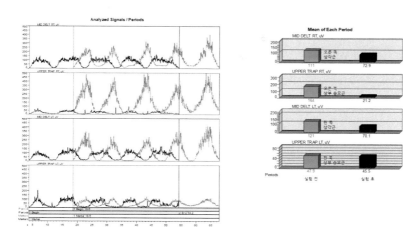

참여자 1. 측면 삼각근의 근 활성도와 승모근의 근 활성도가 동시에 감소하는 경우

먼저 실험 전 초기 설정값을 보면 오른쪽 승모근이 왼쪽 승모근에 비해 과도하게 활성되어 있으나 실험 후 승모근의 근 활성도가 현저하게 감소되었음을 확인할 수 있다. 한편, 승모근의 근 활성도가 감소함과 동시 측면 삼각근의 근 활성도가 감소한 이유는 어깨 운동 시 승모근을 통제하고 목표부위(측면삼각근)만을 사용하고자 할 때 나타나는 현상으로 이는 올바른 자세에서 비롯된 근육의 순수 설정 값이라 생각한다.

근육이 순수 설정값으로 초기화되었다면 승모근을 통제하고 어깨 근육만을 사용할 수준이 되었다는 것이다(감각트레이닝을 진행했다면 감각이 발달해 스스로 느낄 수 있다). 이때부터는 서서히 중량을 높여간다. 만일 중량을 높였을 때 승모근에 과도한 긴장이 들어오면 다시 중량을 낮추고 반복수와 세트 수를 늘리도록 한다. 혹, 협력근의 개입을 무시한 채 운동을 계속 진행한다면 불필요한 힘의 작용으로 피로도가 증가하고 피로물질이 쌓여 운동수행능력에 문제를 일으키게 될 수 있으니 주의하도록 한다.

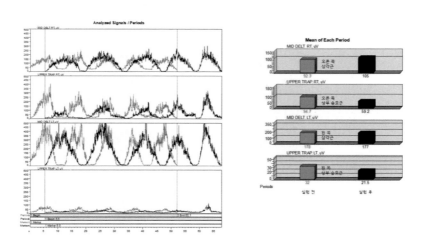

참여자 2. 측면삼각근의 근 활성도와 승모근의 근 활성도가 균형을 이루는 경우

먼저 실험 전 초기 설정값을 보면 오른쪽 측면삼각근과 왼쪽 측면

삼각근과의 근 활성도가 2배가량 차이가 나타나고 오른쪽 승모근이 왼쪽 승모근에 비해 과도하게 활성 되어 있으나 운동 후(그림2) 오른쪽 측면삼각근의 근 활성도가 증가하고 승모근의 근 활성도는 감소하였음을 확인 할 수 있다. 또한 왼쪽 측면삼각근과 승모근의 근 활성도가 감소하였음을 확인할 수 있다. 이는 양팔의 근 활성도가 서로 균형을 이루는 그래프의 경우 밸런스를 잡아가는 대표적인 사례라고 볼 수 있다.

위 사례의 경우 오른쪽 측면 삼각근의 근 활성도가 증가하고 왼쪽 측면삼각근이 감소할 때(밸런스를 잡아갈 때)중량을 높이기보다는 밸런스가 확실하게 잡힐 때 까지 반복수를 늘려주는 것이 좋다. 근전도 분석 장비가 없이 어떻게 밸런스를 확인할 수 있겠냐고 생각할 수 있겠지만 감각이 자라나면 근육 감각의 증감율을 느낄 수 있다. 근육의 근 활성도가 증가하고자 할 때 고유감각수용체가 발달되어 감각이 사뭇 다르게 느껴지기도 하고, 통각수용체가 발달되어 통증이 느껴지기도 할 것이다. 양쪽 근육이 일정한 통증을 느낄 때까지 반복수와 세트 수만 늘려주도록 하고 중량은 웬만해선 늘리지 않도록 한다.

이 장에서는 어깨와 승모근의 근 활성도를 알아봤지만 실제 다른 근육 부위도 위와 같은 두 가지 사례가 적용된다. 오히려 어깨와 승모근은 신체의 어느 부위보다 주동근과 협력근의 개입도가 높은 부위에 해당된다. 따라서 전신 운동 시에도 위 분석 결과를 토대로 주의사항을 검토해 나간다면 분명 유용하게 적용할 수 있을 것이다. 근전도 측정을 할 때 공통적으로 알 수 있는 사실은 운동 수행자가 목표 부위 외 힘을 주지 않아도 될 부위에 무의식 적으로 힘을 준다는 것이다. 이는 운동을 할 때에도 문제가 되지만 이미 생활습관에서부터 신체 움직임이 한쪽으로 치우쳐져 있다는 것을 의미하며 장기적으로 볼 때 근육과 관절의 기능이나 건강 상태에 문제를 일으킬 수 있다. 따라서 중량에 비중을 두는 운동 보다는 밸런스를 잡아나가는 데에 많은 비중을 두어야 한다. 무엇보다 운동 속도를 천천히 진행해야 감각을 느낄 수 있다는 것을 명심하길 바란다.

🏋️ 4주 루틴_3주 차 운동법

감각트레이닝을 2주간 성실히 실천했다면 내 몸의 감각에 감탄하며 한참 재미를 보고 있을지도 모른다. 그렇게 재미만 보다가 다이어트는 물 건너가는 사례도 있다. 따라서 3주차부터 소근육 운동을 추가해서 진행하도록 한다. 3주차 운동법은 소근육 부위인 어깨, 삼두, 이두 운동을 대부위 운동과 격일제로 실시한다. 이를 2일 분할 운동법이라고 한다. 운동법에는 여러 가지 분할법이 있다. 분할법의 핵심은 휴식이다. 피로도가 증가하는 만큼 휴식을 취해야만 운동능력이 향상될 수 있다. 이를 초과회복이라 한다. 만일 오랜 휴식 시간이 필요하지 않는 운동 초급자가 3일 분할 운동법을 선택한다면 근육의 발달은 기대하기 어렵다. 근육의 발달 원리는 근육에 과부하를 적용한 뒤 근섬유를 파열시켜서 휴식과 영양보충으로 초과회복을 얻는 과정이 반복되는 것인데, 감각트레이닝은 2일간의 휴식시간을 가질 만큼의 과부하를 적용하지 않는 운동법이기 때문이다. 그렇다고 해서 근육이 발달되지 않거나 초과회복을 얻지 못한다는 것은 아니다. 운동 초급자에게 맨몸 운동 자체가 신체에 과부하 운동을 적용하는 것과 다름없다. 따라서 대근육 운동과 소근육 운동을 격일로 실시하는 2일 분할 운동을 진행하도록 한다. 운동 순서는 예를 들어, 월(대부위),

화(소부위), 수(휴식), 목(대부위), 금(소부위), 토(휴식)순으로 돌아가도 되고 순서를 섞어도 상관없다. 3주 차부터는 맨몸 운동 기준으로 반복수가 15회를 초과하는 종목은 강도와 횟수, 세트 수를 늘려가도록 한다.

영양

음식조절은 앞서 설명한대로 스킨폴드 캘리퍼를 사용해서 측정값과 목표 값 그리고 목표 기간을 기준으로 열량을 조절해 나가도록 할 것이다. 그러니 복부 피부두겹을 미리 측정해서 기준시점을 마련하고 1~2주 단위로 측정한다. 이번 한 주 동안은 1~2주 차와 동일한 방식으로 섭취한다.

탄수화물은 체중만큼, 단백질은 체중의 4분의 1을 섭취하고 지방은 특별히 신경 쓰지 않고 견과류나, 오메가3을 1일 권장량에 맞춰 섭취한다. 나머지 비타민, 무기질, 섬유질 식품군은 나물 반찬과 채소나 과일을 재량껏 섭취하면서 컨디션에 맞춰 섭취량을 조절한다.

(1) 어깨 운동

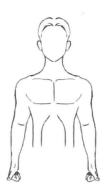

① 똑바로 선 상태에서 주먹을 가볍게 쥐고 엄지손가락이 하늘을 향하도록 한다

　(앉은 상태에서 해도 상관없다).

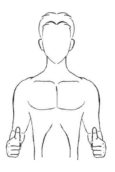

② 양팔을 90도로 구부린다.

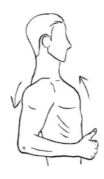

③ 가슴을 들고 어깨는 아래로 내린다.

　　견갑골은 자연스럽게 접어준다.

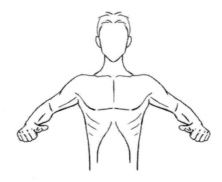

④ 양팔의 각도를 유지한 채 팔꿈치를 45도로 회전시킨다.

• 이때 팔꿈치가 반원을 그리는 상상을 하며 회전시킨다.

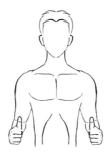

⑤ 어깨 근육의 긴장 상태를 적당히 유지하면서 천천히 원위치로 돌아온다.

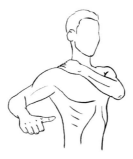

⑥ 똑같은 방법으로 실시하되 한쪽 손은 승모근에 갖다 대고 승모근 근육이 사
용되지 않는 상태에서 어깨 근육이 이완하고 수축하는 과정을 느낀다.

⏱ 주의할 점

1. 동작을 실시할 때 팔꿈치가 앞뒤로 기울지 않도록 한다.
2. 손목, 손가락, 승모근에 힘을 빼고 오직 어깨 근육에만 집중하도록 한다.

(2) 삼두 운동

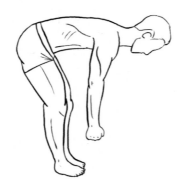

① 똑바로 선 상태에서 허리를 90°로 숙여준다.

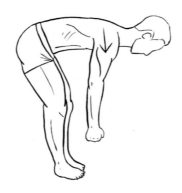

② 양팔을 편안하게 떨어트린다.

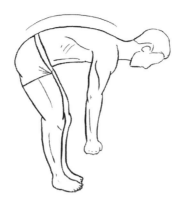

③ 척추를 동그랗게 말아준다(어깨와 등 근육의 긴장을 푼다).

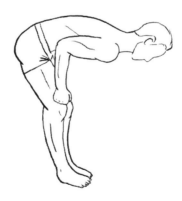

④ 팔꿈치를 등과 수평이 되도록 들어올린다.

- 이때 어깨에 힘을 빼고 팔꿈치만 들어올린다.

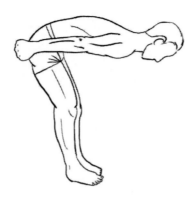

⑤ 주먹이 팔꿈치와 수평이 되도록 들어올린다.

• 이때 팔꿈치가 완전히 펴지도록 한다.

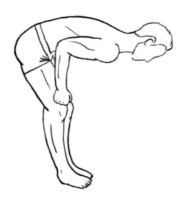

⑥ 삼두근의 긴장 상태를 적당히 유지하면서 천천히 원위치로 돌아온다.

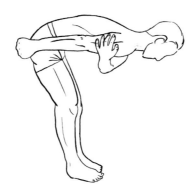

⑦ 똑같은 방법으로 실시하되 한쪽 손은 반대편 삼두근에 갖다 대고 삼두근이 수축하고 이완하는 과정을 느낀다(등과 어깨 근육에 긴장을 풀고 삼두근에 집중하는 것이 중요하다).

1. 동작을 실시할 때 팔꿈치가 상 하로 기울지 않도록 한다.
2. 손목, 손가락, 어깨에 힘을 빼고 오직 삼두근 근육에만 집중하도록 한다.

(3) 이두 운동

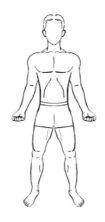

① 똑바로 선 상태에서 손바닥이 정면을 보도록 한다.

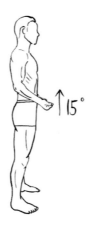

② 팔꿈치를 15° 정도만 들어올려 이두근에 긴장을 준다.

• 이때 어깨, 손목, 손가락 부위에는 힘을 빼고 이두근에만 집중한다.

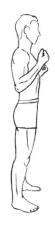

③ 이두근이 강하게 수축되는 것을 느끼면서 팔꿈치를 끝까지 접어준다.

• 이때 손을 들어올린다는 느낌 보다는 팔꿈치를 접어준다는 느낌으로 수축하
  는 것이 중요하다.

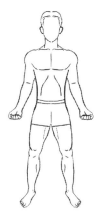

④ 이두근의 긴장 상태를 적당히 유지하면서 천천히 원위치로 돌아온다.

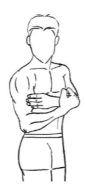

⑤ 똑같은 방법으로 실시하되 한쪽 손은 반대편 이두근에 갖다 대고 이두근이 수축하고 이완하는 과정을 느낀다(한쪽 손을 반대편 어깨에 갖다 대고 어깨 긴장을 푸는 연습을 해도 좋다.)

운동 기술 조언

① 호흡: 운동 시 호흡은 근육을 수축하기 전 들이마시고 동작이 끝날 때 내쉬는 것을 원칙으로 하나, 감각트레이닝 시 호흡에 집중하기 보다는 근육 감각에 집중하도록 한다. 감각트레이닝에서 가장 중요한 점은 이완과 수축 동작을 최대한 길게 하는 것이다. 예를 들어, 한 동작을 실시할 때 이완과 수축 동작을 각각 5초에서 10초간 간격으로 진행한다. 특히 최대 이완과 최대 수축 동작에서 3초 정도 머무르고 반복하는 것이 효과적이다.

② 운동 강도: 운동 자각도에 맞춰 보통 이상의 강도를 임의로 설정한다.

③ 반복 수: 10~20회

④ 세트 수: 3세트

⑤ 운동 빈도: 주 4회 이상 실시한다.

⑥ 운동 순서: 어떤 운동을 먼저 하든 상관없다.

- 휴식 시간: 세트 간 휴식시간은 1분에서 2분으로 정한다.
- 운동 전 간단하게 스트레칭을 하고, 운동 후 유산소 운동을 추가로 20분간 실시한다.

운동 조언

소부위 운동은 대부위 운동에 비해 단순해 보이지만 몸통의 가장 자리에 위치한 근육이라는 점에서 몸통을 통제하고 목표 부위만 사용하기란 어려운 일이다. 예를 들어, 소부위 운동을 진행할 때 목표 근육이 어깨(삼각근)이라면 승모근을 통제해야 하고, 목표 근육이 삼두근, 이두근이라면 어깨 근육(삼각근)을 통제해야 한다. 이외에도 등·허리·손목·손가락·팔꿈치 등 여러 부위를 통제해야 하는 것은 대부위 운동과도 마찬가지다. 만일 목표 부위 주변의 협력근이나 관절 등을 통제하지 못한다면 피로도는 증가되고 다음 순서의 운동에도 부정적인 영향을 미친다.

예를 들어, 어깨 운동 시 허리 근육을 많이 사용했다면 이두근, 삼두근 운동을 할 때에도 허리의 불편함으로 전체 운동에 지장이 생길 수 있고, 삼두근 운동 시 어깨 근육을 많이 사용했다면 어깨 근육이 과도하게 활성되어 이두근 운동 시 이두근에 집중하기가 어려워진다. 운동은 첫 단추를 잘 맞춰 끼워야 한다. 운동을 막 시작할 때는 힘이 남아돈다. 이때 자신의 몸을 살피지 않고 집중을 분산시키는 행위를 한다거나 어설프게 운동을 했다간 득이 될 게 하나도 없다. 여러 가지 운동을 30분 동안 느슨하게 하는 것보다 한 가지 운동을 5분 동안 집중해서 하는 것이 중요하다는 것을 명심하라.

마무리 조언

뭐든 처음이 어렵다는 말이 있다. 다이어트. 즉 운동도 마찬가지다. 처음만 잘하면 두 번째는 거저먹기다. 근육을 사용하는 방법을 익히고 지방을 연소시키다 보면 몸이 변화되는 과정에서 자신감이 생기기 때문이다. 1조 개의 세포로 이루어진 우리 뇌는 경험에 따라 구조를 바꿀 수 있는 능력이 있다. 그것을 뇌 가소성이라 한다. 뇌는 승리의 쾌감을 기억한다. 승리 경험을 반복하면 승자의 뇌로 바뀌는 것이다. 뇌는 우리가 실천하는 것은 뭐가 됐든 물리적으로 변화시킨다.

열심히 노력만 하는 사람보다 제대로 된 연습을 하는 사람이 더 좋은 성과를 얻는 이유도 작은 성공을 쌓아 무너지지 않는 자신감을 만들었기 때문이다. 승자의 뇌는 자신감을 불러일으키는 패턴을 기억한다. 뭔들 잘 해낼 수 있을 것 같은 마음 상태를 언제든 불러일으킬 수 있다면 이 얼마나 눈부신 능력인가? 그런 마음 상태에 있는 사람에게는 강한 에너지가 맴돌고 항상 주변 사람들에게 기대와 관심을 받는다. 이에 부응하기 위해 능력과 성과를 향상시키는 피그말리온 효과가 더해지면서 더욱 발전해 나간다. 이것이 승자의 사이클이다.

☝ 5주 차 운동법

감각트레이닝 5주 차, 근육의 감각이 어느 시점에 도달했다면 이제 더 이상 초급자가 아닌 중급자다. 초급자와 중급자의 기준을 정의하자면, 초급자는 운동방법을 전혀 모르고 자신의 몸을 사용할 줄 모르는 단계에 있는 사람을 의미하고, 중급자는 기존의 틀에서 벗어나 자신의 운동 감각으로 다양한 운동법과 식이요법을 적용하는 단계에 있는 사람을 의미한다. 혹, 중급자라고 하기에 너무 이른 게 아닌가 하는 생각은 접어두어도 좋다.

실제로 고강도 운동만 무식하게 3개월을 한 사람이 트레이너로 활동하는 경우가 있는가 하면 내게 코칭을 받는 운동선수 중에도 감각트레이닝 1개월 차보다 못한 실력을 가지고 있는 경우도 있다. 드물게 있는 정도가 아니라 허다하다. 대회 경험이 수차례나 되는 운동선수임에도 자신의 근육 감각을 모를 수가 있다는 말이 믿어지지 않을 수도 있겠지만 실제로 그렇다.

고강도 운동을 잘못 수행했을 때는 근육이 발달함과 동시에 근육과 관절에 피로물질이 쌓여 오히려 감각이 둔해진다. 이 점에 대해 정확한 원인은 알 수 없으나, 여러 겹으로 구성되어 있는 근육층 내부에 피로물질이 쌓여 고유감각수용체의 감각정보가 뇌로 전달되지 않자 부분적으로 신경세포가 퇴화되는 것이라 판단된다.

예컨대, 감각트레이닝은 신체의 가장 안쪽 면에서부터 근육 발달 싸이클이 적용되는 것이다. 신경세포가 퇴화되거나 부분 신경이 존재하지 장애인의 경우 보디빌더처럼 비대한 근육을 만들 수는 있지만 감각의 영역이 일반인과 다르다는 것을 짐작할 수 있을 것이다. 이처럼 운동선수라고 해서 감각이 좋다고는 할 수 없다.

보디빌더를 트레이닝하는 장면을 보면 뭔가 특별한 훈련법을 진행하는 것 같이 보이지만 선수 스스로 감각을 자각할 수 있도록 코칭하는 것이 전부다. 또 그만큼 중요한 것이 감각 트레이닝이다. 실제로나는 선수들을 지도하거나 개인교습을 진행할 때 길게는 3개월 짧게는 1개월 만에 모든 운동 과정을 끝낸다. 내가 할 일은 감각을 깨울 수 있도록 돕는 일이 전부이기 때문이다. 그 다음부터는 스스로 해야만 하는 단계다. 구태여 트레이너가 필요하다면 그것은 정신력의 차원이지 기술적인 부분에서는 크게 보탤 것이 없다.

내 몸의 감각을 익히면 그 어떤 유명한 트레이너가 반바지를 빤스까지 걷어 올려 허벅지 근육을 덩렁거리며 하체 운동을 가르쳐 준다고 해도 가볍게 무시할 만큼 내 몸의 지혜와 멘탈이 생긴다. 즉, 내 상태를 내가 알면 어떤 상황에도 중심이 흔들리지 않는다는 말이다. 감각트레이닝을 기반으로 한 저항운동을 3개월에서 6개월간 진행하면 교과서를 보지 않아도 이미 내 몸 안에 체육백과사전이 들어있음을 알게 될 것이다. 이제 그 마지막 장을 펼쳐보도록 하자.

1~4주 차까지는 한 부위에 한 가지 운동 종목을 구성해서 진행했다면 5주 차부터는 한 부위에 2~3가지 종목을 추가로 구성해서 진행하도록 한다. 추가되는 운동종목의 운동방법은 기존의 운동종목에서 익힌 감각을 그대로 적용해서 자신의 가동범위에 걸맞게 운동을 진행하면 된다. 처음 시도하는 운동종목이라고 할지라도 목표부위를 사용하는 방법은 기존의 운동에서 크게 다르지 않다.

이 장에서는 모든 운동종목의 기본 도구로 사용되는 아령을 이용해 집에서도 간편하게 할 수 있는 운동법을 알아보도록 하자.

(1) 덤벨 체스트 프레스

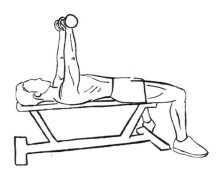

① 아령을 잡고 벤치에 누운 상태에서 다리는 적당히 벌려 중심을 잡고 양 팔은 높게 들어 가슴에 위치하도록 한다.

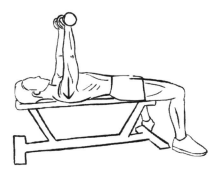

② 가슴을 들어주고 어깨를 내린다. (가슴 근육이 운동되기 위해선 등 근육이 견고하게 수축되어야 한다.)

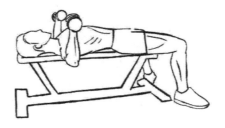

③ 양팔이 직각이 될 때까지 수직으로 내려준다.

• 가동범위가 좋은 사람은 주먹이 가슴까지 오도록 한다.

• 손바닥과 가슴 근육이 연결되어 있다고 상상한다.

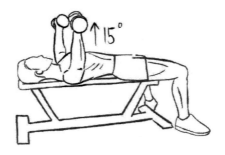

④ 팔을 완전히 다 펴기 전 15° 정도만 편다.

• 이때 아주 천천히 팔을 펴야 가슴 근육이 수축되는 것을 느낄 수 있다.

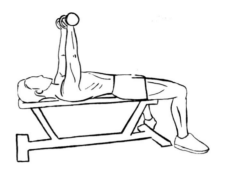

⑤ 가슴 근육이 강하게 수축되는 것을 느끼면서 끝까지 수축한다.

• 이때 삼각형을 그린다는 상상으로 모아준다.

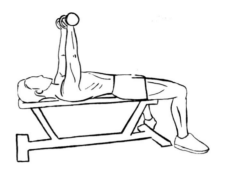주의할 점

1. 동작을 실시할 때 팔꿈치가 앞뒤로 기울지 않도록 한다.
2. 어깨부터 손가락까지 모든 힘을 빼고 오직 가슴 근육에만 집중하도록 한다.

(2) 덤벨 로우

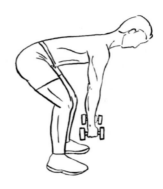

① 아치 자세에서 허리를 90도로 숙여준다.

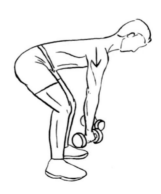

② 양팔은 아래를 향해 늘려주고 주먹은 얼굴을 향해 비스듬하게 돌려준다.

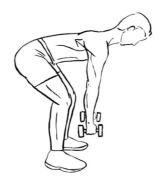

③ 팔꿈치를 구부리지 않은 상태에서 견갑골을 하부로 접는다(견갑골을 상부, 중부 하부로 접어보면 하부 방향이 어디인지 알 수 있다).

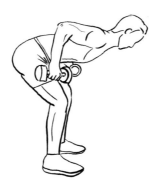

④ 등 근육을 수축하면서 팔꿈치를 접어 들어올린다.

• 이때 어깨에 힘이 들어가지 않도록 주의한다.

• 손가락과 등 근육이 연결되어 있다고 상상한다.

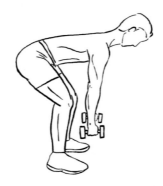

⑤ 등 근육은 수축한 상태에서 팔꿈치만 펴서 팔을 아래로 향하게 한다.

- 이때, 어깨부터 손가락까지 모든 힘을 빼고 등 근육만 수축한 상태여야 한다.

- 견갑골과 등 근육을 이완시킨다.

⏱ 주의할 점

1. 동작을 실시할 때 하체를 견고하게 하고 신체가 반동이 일어나지 않도록 주의한다.

2. 팔과 목 부위에 힘을 빼고 오직 등 근육에만 집중하도록 한다.

(3) 덤벨 숄더 프레스

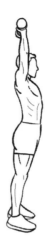

① 아령을 잡고 똑바로 선 상태에서 다리는 적당히 벌려 중심을 잡고 양 팔을 높게 들어올린다(앉은 상태에서 해도 상관없다).

• 이때 손은 정수리에 위치한다.

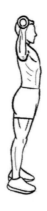

② 아령이 눈 옆선까지 오도록 팔을 내려준다.

• 이때 손의 방향이 수직이 되도록 한다.

• 손바닥과 어깨 근육이 연결되어 있다고 상상한다.

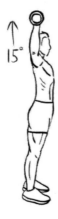

③ 팔을 완전히 다 펴기 전 15° 정도만 들어올린다.

• 이때 아주 천천히 팔을 들어올려야 어깨 근육이 수축되는 것을 느낄 수 있다.

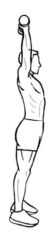

④ 어깨 근육이 강하게 수축되는 것을 느끼면서 끝까지 들어올린다.

• 이때 삼각형을 그린다는 상상으로 모아준다.

⏱ 주의할 점

1. 동작을 실시할 때 팔꿈치가 앞뒤로 회전하지 않도록 주의한다.

2. 손목, 손가락, 승모근에 힘을 빼고 오직 등 어깨에만 집중하도록 한다.

영양

식이요법은 앞서 설명한대로 스킨폴드 캘리퍼를 사용해서 측정값과 목표 값 그리고 목표 기간을 기준으로 열량을 조절해 나가도록 한다. 피부두겹이 감소하지 않는다면 운동량을 늘려 열량을 소모하되 식사 횟수는 줄여서는 안 된다. 3끼에서 많게는 4끼를 섭취해도 좋으니 끼니당 열량만 조절하도록 한다. 혹, 식사를 거를 때가 있어 보충제를 선택해야 한다거나 또 어떤 종류의 보충제 또는 영양제를 선택하는 것이 좋냐고 묻는다면 내 대답은 다음과 같다.

첫째, 30분만 일찍 일어나서 미리 자연식 도시락을 챙기도록 한다. 둘째, 필요하다고 생각하는 보충제나 영양제를 여러 종류로 구매하고 눈에 잘 띄는 곳에 배치한 다음 뚫어져라 쳐다본다. 그리고 내키는 대로 섭취한다(장난 같아 보일지 몰라도 실제로 효과가 있다).

나는 가공식품을 그닥 추천하지 않지만 필요하다고 생각이 드는 것이 있다면 본인의 직관 능력에 맡겨보라. 뇌는 이미 자신에게 필요한 것이 무엇인지 알고 있다. 필요한 영양은 머릿속에 스쳐갈 것이고 필요 없는 영양에는 손이 자주 가지 않을 것이다.

운동 기술 조언

① 호흡: 운동할 때 호흡은 근육을 수축하기 전 들이마시고 동작이 끝날 때 내쉬는 것을 원칙으로 하나, 감각트레이닝 시 호흡에 집중하기보다는 근육 감각에 집중하도록 한다. 감각트레이닝에서 가장 중요한 점은 이완과 수축 동작을 최대한 길게 하는 것이다. 예를 들어, 한 동작을 실시할 때 이완과 수축 동작을 각각 5초에서 10초간 간격으로 진행한다. 특히 최대 이완과 최대 수축 동작에서 3초 정도 머무르고 반복하는 것이 효과적이다. 반복수가 15회를 초과하는 종목은 강도와 횟수, 세트 수를 늘려가도록 한다.

※ 목표부위에 가상의 포인트를 설정해 집중적으로 타격하는 연습을 해본다.

② 운동 강도: 운동 자각도에 맞춰 보통 이상의 강도를 임의로 설정한다.

③ 반복 수: 10~20회

④ 세트 수: 3~5세트

⑤ 운동 빈도: 주 4~5회 이상 실시한다.

⑥ 운동 순서: 어떤 운동을 먼저 하든 상관없다. 단, 2주마다 순서를 섞어주도록 한다.

⑦ 휴식 시간: 세트 간 휴식시간은 1분에서 2분으로 정한다.

⑧ 운동 전 간단하게 스트레칭을 하고, 운동 후 유산소 운동을 추가로 20분간 실시한다.

실패지점

　중급자 과정에서 초급자와 다른 점이 있다면 이제 고급자 실력으로 향상되기 위한 방법을 실천해 나가는 것이다. 그 방법은 간단하다. 규칙적인 반복수를 설정해 실패지점까지 도달하는 것이다. 예를 들어 가슴운동을 15회씩 3세트를 진행한다면 워밍업을 마친 후 본격적으로 시작하는 운동 세트에서 16회가 넘어갈 수 없는 강도로 운동을 진행한다. 이렇게 본 운동 세트를 1세트 마무리하고 일정한 휴식시간을 가진 뒤 다음 세트에 들어가면 운동 가능한 횟수가 줄어들어 있을 것이다. 이 때 반복수가 줄어드는 것은 무시하고 16회가 안 되는 중량을 고정 중량으로 해서 나머지 세트수를 채워 나가면 된다. 물론, 실패지점에 도달하기 위해선 실패지점 중량을 찾고 기록해둬야 할 것이다. 웨이트 트레이닝에는 다양한 세트 기법이 있다. 중량을 서서히 올리면서 강도를 높이는 피라미드 세트보다 나는 워밍업 1~2세트를 마친 후 고정중량으로 정해둔 범위의 갯수(예) 10~15개)까지 실패지점으로 삼고 세트를 채워 나가는 것을 선호한다.

　이 방법은 단순하고 비교적 신체에 부담이 없는 세트기법으로 이 방법을 기준으로 운동을 진행하다보면 머지않아 다양한 세트기법을 시도할 수 있을 것이다. 실패지점 훈련에서 무엇보다 중요한 것은 근성이다. 자신의 한계에 부딪히는 훈련법으로, 근비대를 목적으로 하는 헬창들에게는 빼놓을래야 빼놓을 수 없는 훈련법이기도 하다. 실패지점 횟수를 내릴수록 강도는 당연히 증가하기에 이제 막 중급자가 된 수행자가 실패지점 훈련법을 진행하고자 한다면 실패지점 횟수를 10~15회를 기준으로 오랜 시간을 두고 횟수를 조절해나가도록한다.

기술적인 운동 조언

인체의 근육에는 두 가지 시스템이 존재하고 각각의 시스템을 가동시켰을 때 얻어지는 근육의 형태 또한 두 가지 속성을 가진다. 먼저, 보디빌딩 운동과 같이 무산소 시스템으로 얻어지는 근육의 형태는 백근 또는 속근이라 불리는 근육이다. 이러한 무산소계열의 근육은 탄수화물과 단백질을 원료로 사용한다. 반면 장거리 마라톤과 같이 유산소 시스템으로 얻어지는 근육의 형태는 적근 또는 지근이라 불리는 근육이다. 이러한 유산소계열의 미토콘드리아라는 기관에서 영양소로부터 수소를 빼내어 산소와 결합하고 물을 만들어내는 과정으로 무산소 시스템과 비교도 할 수 없는 다량의 에너지를 만들어낸다. 무산소 시스템의 기능은 고작 순발력을 발휘하는 것이 전부인 반면 유산소 시스템은 생명의 연장선에서 필요한 지구력을 발휘한다.

이러한 점에서 우리 몸에 두 가지 시스템 중 어떤 시스템을 우위로 두는 것이 좋으냐고 하는 문제는 말할 것도 없다. 그렇다고 해서 어느 한쪽의 시스템만을 가동시킬 수도 없다. 음식물의 영양소만으로 에너지를 만들어내는 무산소 시스템과 영양소와 호흡으로 얻어진 산소를 에너지 생성의 원료로 사용하는 유산소시스템은 전신의 60조 개 세포 내부에서 서로 공존하여 각각 역할 분담을 하며 생명활동을 영위해가는 것이기 때문이다. 짐작했겠듯이, 문제가 되는 것은 무산소 시스템으로 편향될 상태다. 인체 시스템이 무산소성으로 치우치다 보면 체내 산소 공급율이 떨어져 에너지를 음식으로만 채워 넣어야 하는 상태에 머무르는 것은 물론 교감신경이 높은 수준으로 활성되어 아드레날린계열의 호르몬을 분비하고 혈관이 수축하게 된다. 이러한 변화 자체도 신체에 부정적인 영향을 미치지만, 이로 인해 활성산소가 대량으로 발생되어 유전자를 손상시키거나 과산화지질을 생성시켜 성인병 발병률을 더욱 높이게 된다. 하나의 포도당 분자를 통해 무산소 시스템에서 만들어지는 에너지가 고작 2분자인 것에 비해, 유산소시스템에서는 36분자의 에너지가 만들어진다. 유산소시스템은 무산소 시스템과 같이 즉각적인 힘을 발휘하는 순발력은 없지만 산소와 수소를 활용하여 엄청난 에너지를 생산한다. 무산소 시스템과 유산소 시스템은 인간이 갖추고 있는 각각 다른 성질의 능력이라는 점에서 각각의 활동을 어떻게 활용할 것인가에 따라 그 힘의 작용이 다르게 나타난다는 것이다. 이처럼 건강한 운동, 건강한 다이어트란 어느 한 쪽으로 편향된 상태에 치우지지 않고 인체의 두 가지 시스템을 조화롭게 조절해 나갈 때 비로소 실현되는 것이다.

마무리 조언

운동을 하는 이유는 사람마다 그 목적이 다양하지만 많은 사람들이 운동을 하는 행위에 있어 정작 무엇을 배우는지, 무엇을 배워야 하는지에 대해 생각하지 않는 경향이 있다. 운동이란 무엇인가? 사람은 누구나 고유의 속도와 중량을 지니고 있다. 자신의 속도와 중량에서 벗어난 행동을 하면 중심을 잃고 초심과는 다른 마음가짐으로 방향이 틀어지기 마련이다. 운동 역시 마찬가지다. 운동은 반복되는 훈련 속에서 '자신의 속도와 중량에 중심을 잡아가는 일'인 것이다. 이처럼 운동은 삶 자체이며 운동을 통해 배우는 것은 삶의 중심이다.

다이어터들이여, 운동을 시작함에 있어 외적인 목적을 떠안고 시작하기보다 자신을 돌아보고 관찰하는 자세로 임한다면 중심은 흔들릴지언정 방향이 틀어질 일은 없을 것이다. 운동에 있어 자기 자신을 주체로 삼는 것보다 더 나은 방향은 없기 때문이다. 부디 시간에 얽매이지 말고 자신의 고유 속도에 맞춰 중량을 다루고 중심을 잡아가는 운동인이 되길 바란다.

"감각트레이닝은 어떤 형태의 근육을 얻는가? 감각트레이닝은 고중량을 필요로 하지 않는 운동임에도 근육이 발달하고 유산소성 기능이 향상된다. 그 이유는 앞서 말한 대로 여러 겹으로 구성되어 있는 근육 층 내부에서부터 근육 성장 사이클이 적용되는 것이라 판단된다. 따라서 감각트레이닝으로 얻는 근육의 속성은 무산소 운동과 유산소 운동의 중용상태에서 얻어지는 결과물인 것이다."

2. 스트레칭

"호르몬은 우리의 기분을 잠시 좋게 만들지만 우리 몸속 곳곳에 쌓여있는 피로물질을 중화시키는 작용 따위에는 관심이 없다 즉, 비만문제는 운동만이 해결책이 아니라는 것이다."

비만인들은 음식을 먹었을 때 포만감을 느끼는 대식세포가 마른 사람에 비해 더 많이 발달되어 있다. 이때 포만감을 느끼고 기분이 좋은 이유도 쾌락 호르몬이 작용하게 때문이다. 반면 마른 사람의 경우 음식을 적당량 이상 먹었을 시 비만인들이 느끼는 포만감과는 달리 고통을 느낀다. 어째서 비만인에게는 포만감을 느끼게 하고 정상 체중을 가진 사람에게는 고통을 주는 것일까? 이 둘의 차이에 대해서 생각해본 적이 있는가? 마른 사람이 음식을 적당량 이상 섭취했을 때 고통을 느끼는 것은 '이제 더 이상 음식을 넣지 말아 달라고' 위장이 뇌에게 정보전달을 하기 때문에 우리가 느낄 수 있는 것이다. 즉, 정상적인 상태에서는 비정상적인 행위에 대해 우리 몸이 반응을 하게 되어있다는 뜻이다. 이것이 우리 몸의 기본 설정값이다. 반면 음식을 과도하게 섭취할 대 포만감을 느끼고 기분이 좋다면 이미 장기기관에서 해결할 수 있는 수준을 넘어 섰다는 것을 의미한다. 쾌락호르몬은 우리 몸이 부정적인 행위에 대해 반응 할 수 없을 정도로 망가졌을 때 스트레스에 대응하기 위해 방출되는 것이다. 스트레스를 받으면 피로물질이 쌓인다. 스트레스가 쌓였다는 것은 피로물질이 쌓였다는 것이다. 피로물질이 쌓일수록 장기기관과 뇌를 잇는 신경전달망이 녹슬게 되고 부정적 행위에 대해 통증을 자각하지 못하게 된다. 지속적인 스트레스와 피로물질의 축적으로 스스로 몸을 통제하지 못할 수준이 되면 자아는 점점 몸과 단절되고 호르몬이 몸을 지배하게 되는 것이다.

그렇다면 피로물질은 어떻게 해결할 수 있는가? 방법은 간단하다. 사실 간단하다 못해 지루하다. 피로물질은 스트레칭을 하면 제거할 수 있다. 빠르게 행동하는 생활 습관이 몸에 베여있는 현대인에게 느리고 지루한 것은 어렵고 힘든 것이 되어 버렸기에 이처럼 간단한 방법으로 건강을 유지하는 스트레칭이 습관화되지 못하는 것이다. 피로물질을 해결하는 방법은 근육과 관절, 각 기관을 이완시켜 한곳에 똘똘 뭉쳐 있던 피로물질을 정성껏 풀어주는 것이다. 일반적으로 걷고 뛰는 등 관절을 사용하는 운동은 근육의 수축과 이완을 통한 작용으로써 집중적 상태보다 기능적 상태에 중점을 두게 된다. 여러 겹으로 구성된 근육과 근육층 곳곳에 쌓인 피로물질을 풀기 위해선 반드시 '집중'이 요구된다. 이것이 운동과 스트레칭의 차이점이며 피로물질을 풀기위해선 반드시 스트레칭을 해야 하는 이유이다.

🏋️ 목 승모근

머리를 많이 썼다는 표현은 뇌를 많이 사용했다는 뜻이다. 뇌를 많이 사용했다는 것은 그만큼 많은 생각을 일으켰다는 뜻이다. 그것이 좋은 생각이든 나쁜 생각이든 뇌에서는 많은 양의 정보를 처리하게 되고 부산물로 피로물질을 분비하게 된다. 목과 승모근은 강도 높은 스트레스를 받았을 때 가장 먼저 긴장되는 부위다. 뒷목이 긴장되면 두개골 뒤쪽 아랫부분에 위치한 연수라는 뇌 부위가 긴장해서 호흡이 불안정해진다. 호흡이 불안정하면 혈액순환에 지장이 생기고 머리로 열기가 모이는 상황을 초래한다. 매번 짜증을 내거나 화를 내는 사람도 이 부위에 피로물질이 쌓인 결과다. 따라서 목과 승모근 근육의 긴장을 풀어주는 것은 호흡을 안정시키고 혈액순환을 원활하게 한다. 목과 승모근을 스트레칭을 할 때 한곳에 정체되어 있던 혈액이 풀린다는 상상을 하면 머리가 시원해지고 마음도 가벼워지는 놀라운 현상이 일어날 것이다.

🏋️ 운동 전후 필수 스트레칭

(1) 목 승모근-뒷목

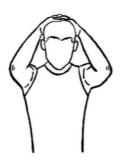

① 깍지 낀 양손을 뒤통수에 대고 머리를 아래로 숙여준다.

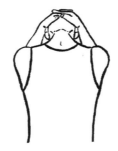

② 목 뒤쪽 근육과 경추가 이완되는 것을 느낀다.

- 양손으로 머리를 눌러 스트레칭 효과를 극대화 시킨다.

(2) 목 승모근-옆 목

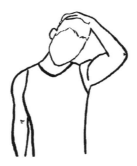

① 한쪽 손을 반대편 머리에 대고 사선 아래로 당겨준다.

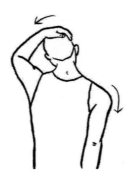

② 목과 승모근이 이완되는 것을 느낀다. 스트레칭을 하는 쪽의 팔을 지면으로

당겨 스트레칭 효과를 극대화 한다.

• 반대쪽도 해준다.

(3) 목 승모근–앞목

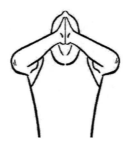

① 머리를 뒤로 젖혀 양손으로 턱을 밀어준다.

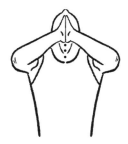

② 턱 아래 근육을 따라 목 앞쪽 근육이 이완되는 것을 느낀다.

- 반대쪽도 해준다.

(4) 목 승모근-회전 목

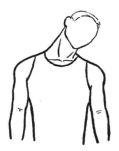

① 머리를 한쪽으로 기울여 목과 승모근 주변의 근육을 늘려준다.

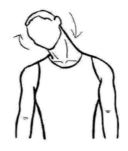

② 머리를 천천히 돌리면서 목과 승모근이 이완되는 것을 느낀다.

• 반대쪽으로도 해준다.

(5) 뒷목 혈자리 스트레칭

수천 년을 이어온 동양의학은 기 에너지가 신체의 경락을 따라 흐르고 자연스러운 에너지 흐름과 순환이 사람의 정신 건강을 균형 있게 유지한다는 믿음에 근거하고 있다. 동양의학에서 지압요법은 에너지 순환 통로인 혈자리 365개소 중 특정 위치를 자극하여 막힌 에너지를 뚫어주고 흐름이 잘못된 에너지가 방향을 바로 잡아주면 증상이 개선되고 병이 낫는다고 한다. 허준도 『동의보감』에서 통즉불통 불통즉통(通卽不痛 不通卽痛) 이라 했다. "통하면 아프지 않고, 통하지 않으면 아프다"라는 뜻이다. 머리와 목이 만나는 지점에는 아문, 천주, 풍지 혈자리가 있다. 이 혈자리를 스트레칭하면 호흡을 관장하는 뇌 부위인 연수의 기능이 좋아져 호흡이 편안해지고 혈액 순환이 원활하게 흐른다.

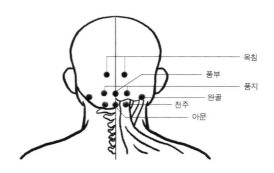

① 엄지손가락을 사용해 혈자리를 누른다.

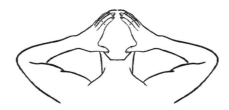

② 뭉쳐 있는 부위가 있으면 혈자리를 누른 상태에서 손가락을 돌려 풀어준다.

• 반대 방향으로도 돌려준다.

"🏋️" 스트레칭 시

간혹, 텔레비전을 보거나 음악에 집중하면서 스트레칭을 하는 사람이 있다. 편안하고 조용한 음악은 스트레칭에 도움이 될 수는 있으나 시선을 빼앗기는 텔레비전이나 집중이 분산되는 음악은 스트레칭에 전혀 도움이 안 된다. 스트레칭을 할 때는 고요한 상태를 유지하면서 진행하도록 한다.

(1) 어깨 돌리기

피로물질은 뇌에서 쏟아져 목과 승모근에 쌓이고 팔로 빠져 나가는 구간을 정체 시킨다. 따라서 목과 승모근에 피로물질이 쌓여 아둔한 느낌을 받는다면 어깨가 정상일 리가 없다. 목과 승모근 스트레칭을 했다면 반드시 어깨 스트레칭을 통해 피로물질이 손끝으로 빠져 나가게 해야 한다. 어깨 스트레칭을 자주 하면 팔의 무게가 느껴지지 않을 만큼 가벼워 질 것이다.

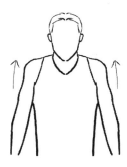

① 양쪽 어깨를 하늘을 향해 최대한 들어올린다.

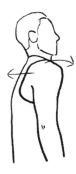

② 정면을 향해 어깨를 돌려준다. 이 때 몸통은 어깨가 회전하는 반대 방향으로

밀어주면서 스트레칭 효과를 극대화한다.

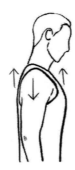

③ 어깨가 아래로 향할 땐 몸통은 위로 올라가게 하면서 스트레칭 효과를 극대화한다.

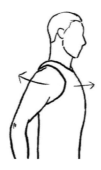

④ 어깨가 뒤로 향할 땐 가슴을 내밀고 스트레칭을 극대화한다.

• 어깨관절 뿐만 아니라 어깨와 목, 쇄골, 가슴, 등 근육까지 자극이 가도록 원을 크게 그리며 돌려준다.

• 반대로도 해준다.

(2) 옆구리 늘리기

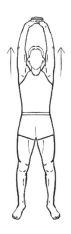

① 깍지 낀 손을 하늘을 향해 최대한 들어 올린다.

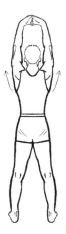

② 어깨와 견갑골도 하늘 향해 올라간 것을 느낀다.

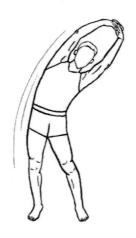

③ 팔을 쭉 뻗은 상태에서 몸을 기울인다.

• 팔, 옆구리, 고관절 등이 늘어나는 것을 느끼며 5초간 자세를 유지한다.

• 원위치로 돌아와서 숨을 고르고 반대쪽도 실시한다.

(3) 허리 돌리기

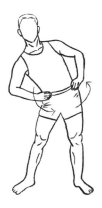

① 양손을 허리에 대고 상체를 기울리면서 큰 원을 그리며 허리를 돌린다.

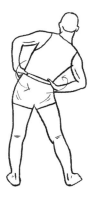

② 다리가 구부러지지 않도록 무릎을 쫙 펴준다.

• 고관절과 엉덩이 근육에 자극이 가는 것을 느낀다.

(4) 상하체 스트레칭

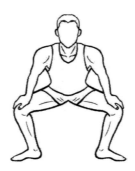

① 다리를 어깨 넓이 보다 넓게 벌리고 엉덩이를 뒤로 빼면서 무릎에 손을 집고

앉는다.

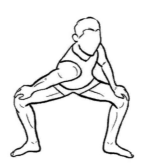

② 한쪽 팔꿈치를 쫙 편 상태에서 몸을 비틀어준다.

- 발에 힘을 빼고 허벅지 안쪽 근육과 어깨, 허리 등 근육을 이완시킨다.

- 반대쪽도 해준다.

(5) 상하체 스트레칭 2

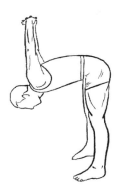

① 양 팔을 몸의 뒤편에서 깍지를 끼고 팔을 들어 올리면서 허리를 숙여준다.

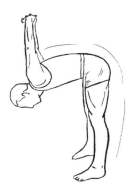

② 어깨와 다리 뒤쪽이 늘어나는 것을 느낀다.

• 호흡을 내쉬면서 긴장을 풀고 어깨와 다리 뒤쪽을 조금씩 늘려가도록 한다.

(6) 무릎 돌리기

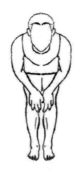

① 두 무릎을 모으고 가볍게 굽힌다.

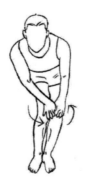

② 양손을 무릎에 대고 무릎을 돌린다.

• 반대로도 해준다.

(7) 발목 돌리기

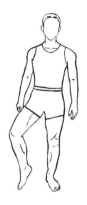

① 뒤꿈치를 들고 발가락이 지면에 고정되도록 한다.

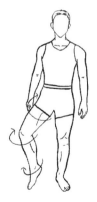

② 발목을 돌리면서 발목, 무릎, 고관절이 돌아가는 것을 느낀다.

- 반대로도 해준다.

(8) 손목 돌리기

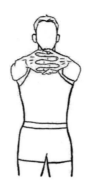

① 깍지 낀 손을 앞으로 뻗는다.

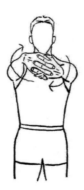

② 깍지 낀 손을 유지한 상태로 손등이 정면을 보도록 회전시킨다.

- 손목과 손가락이 스트레칭 되는 것을 느낀다.

(9) 종아리

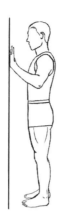

① 벽을 마주보고 서서 손을 벽에 짚는다.

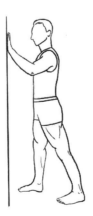

② 스트레칭을 하고자 하는 발을 적당히 뒤로 빼고 뒤꿈치를 지면에 고정시킨다.

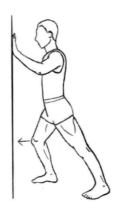

③ 중심을 잡는 발은 무릎을 굽혀 앞으로 밀어주고 스트레칭을 하는 발은 무릎을 쫙 펴준다.

- 종아리 근육이 이완되는 것을 느낀다.

- 반대쪽도 해준다.

(10) 척추 고관절 스트레칭

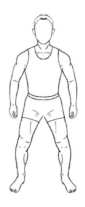

① 양발을 어깨 넓이보다 넓게 벌리고 무릎은 가볍게 구부려 준다.

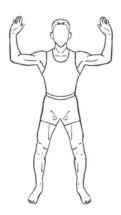

② 양팔을 위로 들고 팔꿈치가 어깨 위치까지 오도록 한다.

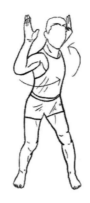

③ 머리는 정면을 유지한 상태에서 팔과 허리를 일정한 속도로 회전시켜준다.

• 고관절과 척추뿐만 아니라 견갑골과 가슴 근육이 스트레칭 되는 것을 느껴
본다.

🏋 30분에 한 번 살 빠지는 스트레칭

온몸 구석구석에 쌓여있는 피로물질을 푸는 효과적인 스트레칭이
다. 이 스트레칭을 자주하면 미처 자각하지 못했던 부위에 통증이
느껴질 것이다. 통증은 감각이 살아났을 때 느껴지는 것이므로 통증
이 느껴지면 거부감을 느끼지 말고 천천히 집중적으로 풀어가도록

한다. 혹, 스트레칭으로 체력이 소모되고 통증에 불편함을 느껴 몇 번 하다가 그만 두는 경우가 있다. 스트레칭의 효과 꾸준히 했을 때, 그리고 보통 잠을 자고 일어난 다음 날 나타난다. 스트레칭을 꾸준하게 하다보면 머지않아 분명 넘쳐나는 에너지를 느끼게 될 것이다. 스트레칭은 해로움에서 벗어나게 하는 이로움 그 자체의 기술이다.

(1) 옆구리 늘려 돌리기

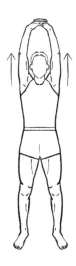

① 깍지 낀 손을 하늘을 향해 최대한 들어 올린다.

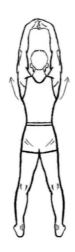

② 어깨와 견갑골도 하늘 향해 올라간 것을 느낀다.

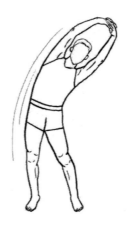

③ 팔을 쭉 뻗은 상태에서 몸을 기울인다.

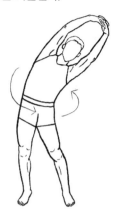

④ 팔, 척추, 옆구리, 고관절 등이 늘어나는 것을 느끼며 팔과 허리를 천천히 돌려준다.

(2) 옆구리 늘려 돌리기 집중 자세

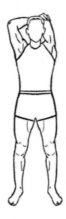

① 한쪽 팔을 머리 뒤로 넘겨주고 반대 팔로 팔꿈치를 잡아 아래로 당겨준다.

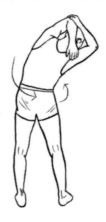

② 가슴, 견갑골, 옆구리, 고관절 등이 이완되는 것을 느끼면서 천천히 돌려준다.

• 반대로도 해준다.

몸에 감각이 좋아지면 척추와 고관절 견갑골 등 관절의 움직임을 더욱 실감나게 느낄 수 있다. 각각의 뼈, 특히 척추에 집중할 수준이 되었다면 몸의 감각이 많이 되살아났음을 의미한다. 또 그만큼 많은 에너지가 몸속에 저장되고 이산화탄소도 효과적으로 배출된다. 스트레칭을 꾸준히 했을 때 찾아오는 현상으로 소변량이 늘고 방귀 횟수가 늘어나는 것을 경험할 수 있다. 그 이유 역시 장기기관에 깨끗한 산소와 에너지가 공급되므로써 혈액순환이 원활해지고 한 곳에 쌓여 빠져나가지 못한 피로물질이나 탁한 에너지가 방출되는 현상이라 보면 된다. 스트레칭을 할 때 몸이 떨리는 현상도 새로운 에너지가 들어올 때 몸이 진동을 하면서 에너지가 교체되는 현상이라고 생각하면 이해가 쉬울 것이다. 스트레칭은 단순하게 생각해서 불편하게 느껴지는 동작일수록 풀어야 할 것이 많다고 보면 된다. 비록 피로물질이 중화할 때 웃고픈 통증이 밀려오지만 그것을 참고 극복하다보면 어느새 뻣뻣하고 부자연스러운 자세가 부드럽고 편안해지고 스트레칭 자세뿐만 아니라 걸음걸이나 일상생활에서 행동하는 자세가 모두 바르게 바뀌어 있을 것이다. 바른 자세는 혈액순환을 좋게 하고 혈액이 원활하게 흐르면 바른 생각이 깃들게 된다. 비바람이 지나고 나면 해가 뜨듯 통증이 지나가면 맑고 깨끗한 에너지가 몸속에 들어올 것이다. 그러니 나를 위해 찾아온 통증을 반갑게 여기고 무엇보다 즐거운 마음으로 임하길 바란다.

"💪" 아침을 활기차게 하는 스트레칭

아침에 허겁지겁 일어나서 밥을 먹거나 때론 밥을 굶어가며 곧바로 업무를 보러 가는 사람들은 다이어트에 실패할 확률이 높다. 다이어트에 실패할 확률이 높은 것은 물론 건강에도 좋지 않다. 앞서 스트레칭을 하는 이유는 운동으로 풀지 못하는 피로물질을 제거하기 위함이며 그러한 피로물질은 고요한 상태에서 집중적으로 스트레칭을 할 때 제거할 수 있다고 설명했다. 그런데, 뇌가 아직 깨어나지도 않은 비몽사몽한 상태에서 곧바로 업무에 시달리게 된다면 정신과 집중이 하반신에 도달하지 않고 뇌에만 쏠려 산소결핍현상이 지속되고 유산소적인 상태에서도 무산소적 상태를 초래하게 된다.

피로물질의 발생 원인은 스트레스를 받거나 고강도 운동을 할 때 분비하지만 근본적으로 세포가 산소 없이 에너지를 만들어 내려고 할 때 다량의 피로물질이 분비한다. 다시 말해, 세포가 정상적인 활동을 위해 준비운동을 하고 있는 단계에서 바쁘게 움직인다면 산소 공급이 부족한 무산소적 상태로써 피로물질을 뿜어낼 조건이 충분히 갖춰진다는 뜻이다.

아침은 인간이 매일 새로운 생명을 얻는 순간이다. 그러한 창조의 순간을 매번 허겁지겁 일어나고 아등바등 스트레스에 시달리며 맞이

한다면 피로물질을 뿜어대는 뇌는 물론 호르몬도 우리를 도와주지 않는다. 아침을 피곤하게 시작하면 아침에 뿜어져 나와야 할 세로토닌이라는 호르몬이 점차 저녁으로 밀려나가게 되고 저녁에 나와야할 멜라토닌은 새벽에 분비하게 된다. 이러한 호르몬 역전 현상 때문에 아침과 점심에는 항상 저기압 상태를 유지하다가 저녁이 되어서야 텐션이 오르고 식욕이 상승하면서 비만이 되는 것이다.

이러한 상태가 반복되면 어김없이 찾아오는 질병이 바로 우울증이다. 비만에 우울증까지 더해지면 다이어트는 더욱 힘들어진다. 자신감이 떨어지고 무기력한 상황에서 기댈 곳은 음식으로 채워 넣는 에너지와 휴대폰이나 노트북에서 방출되는 전자파에너지 밖에 없기 때문이다. 뇌는 경험에 따라 구조를 바꾸는 능력이 있다는 것을 기억하는가? 뇌는 승리의 쾌감을 기억하고 승리 경험을 반복하면 승자의 뇌로 바뀐다는 것을 기억하는가? 뇌는 우리가 실천하는 것은 뭐가 됐든 물리적으로 변화시킨다는 사실을 기억하는가? 이 모든 능력을 잃는 순간이 바로 아침과 밤이 바뀌었을 때다. 호르몬 역전 현상은 패자의 뇌로 가는 지름길이며 잘못된 패턴의 기억은 정신질환의 일종인 트라우마를 낳는다.

우리 인간은 지구상에서 가장 월등한 동물로 진화되어 왔지만 아직까지 열량과잉이 초래한 비만세포에 대해 어떻게 대처해야 하는지를 모른다. 역사학자들의 말처럼 우리 뇌가 음식을 받아들이는 수준은 아직 구석기 시대에 머물러 있다. 평생을 물만 마시고도 건강하게 잘 사는 사람이 존재하는 이유도 우리 몸이 과식으로 발생하는 상황에 대처하는 능력보다 굶주린 상황에서 적응해나가는 기능이 발달되어 있음을 증명하는 것이다. 이처럼 음식을 대처하는 수준이 구석기 시대에 머물러있는 우리 뇌가 비만과 아울러 스트레스와 피로물질에 익숙할 리가 없을 것이다. 밤낮이 바뀌고 호르몬이 역전되는 상황은 뇌에게 커다란 충격이다.

아침을 맞이하라! 아침을 맞이한대도 활기차지 않으면 저녁이나 다름없다. 아침을 맞이하라, 그리고 신나게 맞이하라! 아침을 신나게 맞이하는 사람과 찌뿌둥하게 맞이하는 사람은 삶이 질이 다르다. 아침을 찌뿌둥하게 맞이하는 사람은 눈을 감는 순간까지 자신의 성질에 만족 할만 것을 찾아야 하지만 아침을 신나게 맞이하는 사람은 눈을 뜬 순간부터 충만함으로 눈을 감는 순간까지 삶 자체에 만족하며 살아간다.

지금부터라도 하루를 살아도 기분 좋게 사는 것이다. 남들과 비교하지 않고 충만하게 사는 것이다. 아침을 신나게 맞이하면 욕심을 낼래야 낼 수가 없다. 매일 눈을 뜨는 순간이 어제와 다름없이 신나고 충만한 아침이길 바라는 욕심보다 더 크고 순수한 욕심이 어디 있겠는가? 현대인들은 무슨 일이 있어도 아침에 일어나서 햇볕을 쬐고 세로토닌을 분비시켜야 한다. 살을 빼야 하는 다이어터는 말할 것도 없을 것이다.

아침을 활기차게 하는 스트레칭을 꾸준히 하면 스트레칭을 시작하기 전에도 스트레칭을 한 것처럼 느껴지고 눈을 뜨기 직전에 이미 세포들이 깨어나 창조의 순간을 찬란하게 맞이하게 될 것이다. 이미 아침에 일어나 여유롭게 일과를 시작하는 사람이라도 아침 스트레칭을 하면 발걸음이 더욱 뽀송해질 것이다.

(1) 기지개

아침 스트레칭 예비동작으로 눈을 뜨자마자 기지개를 편다. 기지개를 펼 때 신체 600개가 넘는 근육이 진동을 하면서 혈관에 정체되어 있는 피로물질이 걸러지고 세포가 깨끗한 산소를 받아들일 준비를 하게 된다. 아침뿐만 아니라 활동을 하는 시간에도 틈틈이 의도적으로 기지개를 펴도록 한다. 인간보다 감각이 좋은 동물들도 자신의 건강 유지를 위해 아침에 일어나면 기지개를 편다는 사실을 잊지 말라.

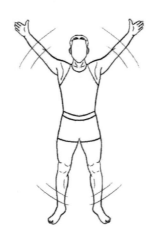

① 몸을 쭉 펴고 팔다리를 최대한 멀리 편다.

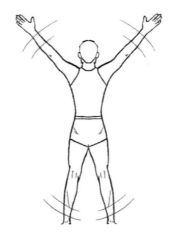

② 척추와 관절, 근육이 이완되는 것을 느낀다.

• 몸의 진동을 최대한 오랫동안 유지하도록 한다.

(2) 굴렁쇠

기지개를 폈다면 교감신경이 활성 되어 눈이 초롱초롱해졌을 것이다. 이때 바로 일어나지 말고 굴렁쇠 동작으로 근육과 관절을 더욱 늘리고 혈액을 흔들어 주는 게 좋다. 내 몸을 바이킹 기구라 생각하고 세포를 신나게 해주겠다는 기분으로 흔들어준다.

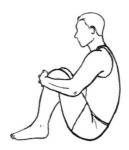

① 무릎을 세우고 양손으로 다리를 감싸 안거나 양 무릎을 잡는다.

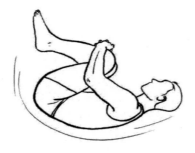

② 등을 동그랗게 말아서 척추가 바닥에 닿도록 몸을 굴려준다. 꼬리뼈부터 목뼈

까지 척추 마디마디가 골고루 자극될 수 있도록 천천히 구른다.

- 10회 정도 반복한다.

(3) 엎드려서 상체 들어올리기

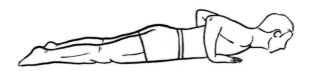

① 바닥에 엎드려 눕는다. 팔꿈치를 구부려 양손으로 가슴 옆의 바닥을 짚는다.

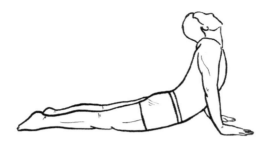

② 들이마시는 숨에 바닥을 밀며 팔꿈치를 펴서 상체를 세운다. 이때 머리와 가슴을 뒤로 젖혀서 스트레칭 효과를 극대화시킨다.

- 목, 가슴, 배, 허리, 고관절이 이완되는 것을 느끼면서 5초 정도 유지한다.
- 내쉬는 숨에 배, 가슴, 이마 순서로 바닥에 내려놓는다.

(4) 어깨 늘리기

엎드려서 상체 들어올리기를 한 다음 곧바로 일어나지 말고 어깨를 늘려주는 것이 좋다. 피로물질이 팔과 손끝으로 빠져나간다는 상상을 하면서 동작을 실시한다.

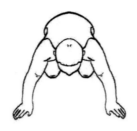

① 무릎을 꿇고 양손으로 바닥을 짚어 엎드린다.

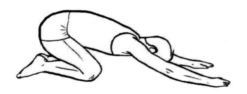

② 발등을 눕히고 손을 쭉 뻗으면서 상체를 숙인다.

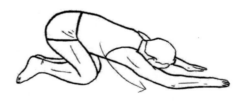

③ 어깨를 좌우로 흔들면서 걸리는 부위가 있으면 풀어준다.

"🏋" 잠자기 전 스트레칭

잘 알고 있겠지만 수면을 제대로 취하지 못하면 건강한 아침도 물 건너간다. 수면에 도움이 되는 스트레칭은 여러 가지가 있으나 그 중에서도 간단하고 효과적인 스트레칭 방법 3가지를 알아보자.

(1) 고양이 자세

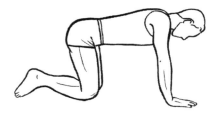

① 바닥에 무릎을 꿇고 손은 어깨너비로 벌려 바닥을 짚는다.

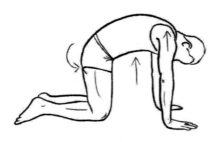

② 허리를 둥글게 하면서 꼬리뼈를 말아주고 복부에 힘을 준다.

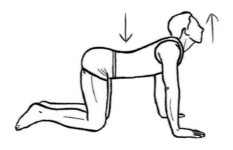

③ 등과 허리를 내려 아치자세를 유지하고 고개는 들어준다.

• 어깨, 척추, 흉부, 복부, 엉덩이 등이 이완되는 것을 느낀다.

(2) 앉아 몸통 비틀기

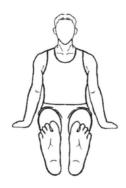

① 바닥에 앉아 다리를 쭉 편다.

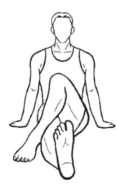

② 상체를 세우고 한쪽 무릎을 구부린 상태로 반대쪽 다리에 걸친다. 이때 구부
  린 쪽 다리의 발바닥이 지면에 닿도록 한다.

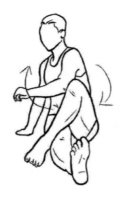

③ 구부린 발의 무릎 측면에 팔꿈치를 대고 몸통을 비틀어준다.

- 엉덩이, 허리, 등 근육이 스트레칭되는 것을 느껴본다.

- 반대쪽도 해준다.

(3) 누워서 무릎당기기

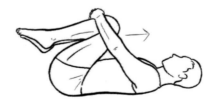

① 누워서 무릎을 세우고 깍지 낀 손으로 무릎을 잡는다.

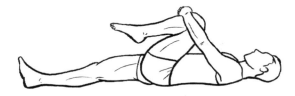

② 무릎을 가슴 쪽으로 끌어당긴다.

· 무릎 간격이 뜨거나 유연성이 부족할 시 한쪽 다리를 번갈아가면서 스트레칭
한다.

"🏋️" 스트레칭 중 조언

스트레칭을 한 후 통증을 느끼는 사람이 있는가 하면 시원하다는
느낌을 받는 사람이 있다. 통증을 느꼈다면 그 부위를 집중적으로
풀어나가면 되고, 시원하다는 느낌을 받았다면 스트레칭이 잘 되고
있다는 것이다. 만일, 통증이나 시원한 느낌이 아니라 묵직한 느낌을
받았다면 피로물질이 오랜 기간 동안 쌓여왔다고 보면 틀림없다. 이
런 경우에는 신경세포 주변에 피로물질이 과도하게 쌓여 스스로 자

각하지 못하는 상태이므로 건강상태 역시 좋지 않다. 스트레칭을 꾸준히 하다보면 통증을 자각하고 감각이 발달되어 어느 부위에 피로물질이 얼마큼 쌓였는지 가늠할 수 있다. 이때는 스트레칭이 본격적으로 시작되는 시기로서 집중력이 날마다 향상된다.

예를 들면 하얀 종이를 햇볕에 대고 돋보기를 사용해 그 종이에 불을 붙이고자 할 때 불이 붙어서 재가 되어야 할 종이는 몸속의 피로물질과 같고, 불을 붙이는 햇볕의 에너지는 호흡으로 인한 산소와 같으며, 종이 가운데 에너지를 실어 보내는 돋보기는 우리가 의식하는 집중력과 같다. 이처럼 집중력이 향상되면 피로물질을 태울 수 있는 힘이 향상된다.

이때 두 가지 주의 사항이 있다. 첫 번째는 집중력이 향상된 시기에 도달했을 때 음주나, 흡연, 섹스, 텔레비전, 휴대폰, 음악, 대화 등, 에너지가 외부로 빠져나갈 수 있는 것들을 제한하고 약 2주에서 3주 동안 몸을 관찰하는 데에 끝까지 끈기 있게 밀어부쳐 내 몸의 감각과 의식의 폭을 대폭 넓히는 것이다. 2주에서 3주라고 말하는 까닭은 2~3주만 해봐도 앞으로 무엇을 어떻게 해야 할지 스스로 알 수 있기 때문이다.

만일 이 시기에 에너지가 외부로 빠져나가도록 내버려 둔다면 집중력이 급증하는 시기가 또 언제 올지도 모르며 온다고 해도 전처럼 가볍게 지나칠 가능성이 크다. 내 몸의 감각과 의식의 영역을 확장 시킬 수 있는 기회가 주어져도 그것을 무시하고 지나친다면 이보다 안타까운 일은 또 없을 것이다. 외부의 것들은 언젠가 잊혀지기 마련이지만 내 몸의 감각과 의식으로 경험한 세계는 영원히 기억에 남는다는 사실을 명심하길 바란다.

두 번째 주의 사항으로 집중력이 향상되면 온몸 구석구석에 쌓인 피로물질과 탁한 에너지가 빠져나가고 세포 사이사이로 새로운 에너지가 들어오게 된다. 이 과정에서 간, 심장, 폐, 신장 등 여러 장기기관이 부담을 떠안게 된다. 특히 독소를 중화시키는 간이 자나깨나 쉴 틈 없이 일해야 하기 때문에 평소에 건강관리를 하지 않았거나 과거 병력이 있는 사람은 특별히 영양가 있는 음식을 섭취하는 데 신경을 써야 한다. 또 바른 생각을 하고 바른 생활을 하도록 노력해야 한다.

"변화를 꾀하는 데에 있어 저항을 느끼는 것은 자연의 법칙이다. 저항이 오면 저항을 반기고, 저항이 오지 않으면 스스로 저항을 찾아가고, 저항과 씨름을 하거든 감사한 마음으로 임하라, 저항은 당신의 성장을 위해 당신이 극복하기를 바란다."

3. 호흡명상법

다이어트 공식에서 "운동은 1할, 영양은 9할"이라는 말이 있다. 양적으로 보나 질적으로 보나 영양이 운동보다 몸에 관여하는 비율이 더 크기 때문이다. 그러나 여기에 호흡이 추가되면 "운동 1할, 영양 1할, 호흡 8할"이 된다. 호흡은 그런 것이다.

호흡에 대해서도 다이어트만큼이나 많은 정보가 있다. 역시나 나는 그 정보들 가운데 무엇이 진실인지 알고자 했다. '다이어트 진실의 도구'라는 부제로 책을 쓰는 필자의 성격을 가늠해보면 호흡의 진실을 파헤치는 데에도 웬만큼 수심 깊은 곳까지 탐험했을지 가늠할 수 있을 것이다. 호흡을 하기 전까지 내 관심사는 오로지 지방과 근육이었다. 다이어트를 이해하기 위해 지방에 대해 분석했고 근육을 이해하기 위해 근전도 분석만 해도 수백 차례 진행해왔다. 호흡을 알기 전까진 근육운동이 건강에 최고라 생각했다. 분명 그랬었다.

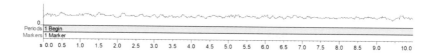

그림1. 의도치 않게 올라간 근 활성도

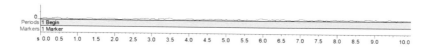

그림2. 호흡을 통해 내려간 근 활성도

　호흡에 관심을 두기 시작한 계기는 위에서 언급한대로 근전도 분석을 통해 대다수 사람들이 자신이 의도와는 다르게 신체 부위에 힘을 주고 있다는 사실을 알고서부터다. 나는 위 사실을 바탕으로 근전도 분석 도중 참여자들에게 힘이 들어간 부위를 관찰하도록 하고 힘을 뺄 수 있도록 하여금 다양한 방법을 시도했다. 그러던 중 근 활성도가 공통적으로 내려간 경우가 있었는데, 그것이 바로 내쉬는 숨, 즉, 호흡에 의한 경우였다.

　신체에는 에너지 시스템인 무산소 시스템과 유산소 시스템 외에도 신체를 활동하게 만드는 시스템인 교감신경과 휴식, 이완에 관여하는 시스템인 부교감신경이 있다. 우리가 숨을 내쉴 때에는 부교감신경이 작동되어 온몸이 이완하는 것을 느낄 수 있다. 여기서 중요한 사실은, 숨을 의식하지 않을 때는 부교감신경을 자극시킬 만큼 깊은 호흡을 하지 않는다는 것이다. 즉, 일반적인 의식상태에서 내뱉는 가벼운 호흡으로는 근육의 긴장이 풀릴 만큼 부교감신경을 자극시킬 수 없다는 것이다. 이 사실을 접한 나는 '호흡이란 무엇인가'에 대해 궁금증을 가지고 곧바로 호흡과 관련된 연구 보고서를 뒤져보고 실행에 옮겨도 봤지만, 마치 음표도 모르는 가사로 노래하듯 리듬감을 가늠할 수 없는 호흡만 반복될 뿐이었다. 그렇게 나는 호흡을 직접 배우고자 모든 일을 뒤로 한 채 호흡명상을 전문적으로 가르치는 수행터로 떠나 1년간 그곳에 머물며 호흡명상 기술을 바르게 체득하고서야 비로소 호흡의 진실을 알 수 있게 되었다.

"호흡은 자각하는 것". 이게 내 대답의 전부다.

자각과 의식의 차이는 아주 단순하게 설명해서 자각은 원인, 의식은 결과에 해당된다. 자각이라는 원인이 있기에 그에 따른 의식이 생기는 결과가 나타난다고 이해하면 쉬울 것이다. 즉, 의식은 자각의 부산물이다. 물론, 자각과 의식의 영역은 아주 심오하고 고차원적이다. 그런 내용에 관심이 있는 독자가 있다면 따로 전문적인 호흡명상 서적을 참고하길 바란다.

여기서 말하는 자각은 존재의 실상을 바로 보는 것을 의미한다. 우리 몸을 쪼개고 쪼개다 보면 그 끝에는 원자와 전자라는 초미세 입자밖에 남지 않는다. 이를 공통된 말로 에너지라고 표현한다. 모든 에너지는 목적의식을 가진다. 나무는 나무가 되기 위해, 토끼는 토끼가 되기 위해, 신발은 신발이 되기 위해, 책상은 책상이 되기 위해, 인간 역시 인간이 되기 위해 목적의식을 가진다. 에너지가 목적의식을 가지면 이처럼 어떠한 형태형상으로 나타난다. 그리고 목적의식을 잃는 순간, 에너지는 흩어져 어디론가 사라진다.

이는 물리학법칙 중 "에너지는 갑자기 생겨나거나 시간이 지나도 소멸하지 않는다."라는 '에너지 보존 법칙'과 같다. 이처럼 에너지가 갑자기 생겨나지도 않고 시간이 지나도 소멸하지 않는다면, 과연 우리는 어디서부터 왔고, 또 죽으면 어디로 가는 것일까? 여기서 '나는 누구인가', '내 삶의 목적은 무엇인가' 하는 문제가 주어진다. 물론, 이장에서는 이런 심오한 얘기를 하고자 함이 아니다. 우리가 다뤄야 할 주제는 "자각"이다. 호흡 명상을 설명하는 종교나 그러한 단체에서 "나는 누구인가" "내 삶의 목적은 무엇인가"를 꼬집어 설명하는 이유는 호흡을 배우는 과정에서 반드시 필요한 질문이기 때문이다. 이 질문을 통해 우리는 외부로 향했던 마음의 초점을 내부로 전환할 수 있는 원인이 마련되고 그 원인을 사유함으로써 '자각'하게 된다. 이처럼 외부로 향한 마음을 내부로 돌이켰을 때 비로소 '호흡'이 시작되는 것이다.

좀 더 쉽게 가보자, 우리가 운동을 하는 이유는 내 몸을 변화시키고자 하는 것이다. 단순히 몸을 변화시키겠다는 찰나의 생각일지라도 그것을 사유했다면 자각이다. 그리고 그것을 실천에 옮기도록 생각하고 행동하는 것은 의식이다. 우리는 생각을 하기에 의식을 하는 것이 아니라, 의식을 하기에 생각을 한다. 의식은 생각의 아래에 있고 자각은 의식의 아래에 있다. 자각-의식-생각-행동순으로 분류해두면 이해가 쉬울 것이다. 자각은 원인의 뿌리이며, 자각은 모든 것의 근본이다.

그럼, 다시 한번 짚어보자. 우리는 무엇을 자각해야 하는가? 호흡이다. 왜 호흡을 자각해야 하는가? 숨쉬기 위해서다. 왜 숨쉬기를 의식해야 하는가? 숨쉬기를 의식해야 부교감신경이 작동하고 근육의 긴장이 풀리기 때문이다. 이는 근전도 분석에서도 살펴보았듯이 과학적 근거로도 명백하다. 물론 숨쉬기를 의식하면 좋은 점은 한두 가지가 아니다. 그것을 다 풀어놓으려면 책 한 권으로는 모자랄 정도다.

자! 이제, 고리타분한 얘기는 집어치우고 행동으로 넘어가보자. 사실 호흡을 의식하고 생각하는 것은 쉽다. 행동을 통해 그 필요성을 느끼면 의식과 생각은 자연스럽게 따라오는 부분이기 때문이다. 호흡에서 가장 중요한 것은, 그것을 중요하다고 느끼는 자각이다. 앞서 말한 대로 자각을 해야 변화가 시작된다. 우리의 마지막 임무는 행동을 통해 그 변화를 맛보는 것이다.

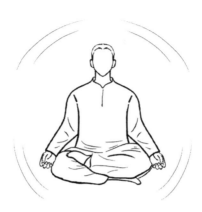

① 호흡을 할 것이라는 자각을 한다. 이 때 멍을 때리듯 멍한 마음 상태는 전혀 도움이 안 된다. 보통 명상호흡이라 하면 마음이 편안한 상태, 고요한 상태를 유지하는 것이라 잘못 오인하는 경우가 있는데, 그것은 나중의 일이다. 지금은 내 몸의 감각을 깨워 세포에 집중할 수 있는 힘을 길러야 한다. 따라서 호흡을 할 땐 마치 수백 명의 사람이 나를 지켜보고 있는 가운데 눈 하나 깜짝하지 않고 내 몸에 집중한다는 상상을 하며 호흡에 임한다.

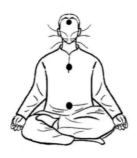

② 코로 숨을 천천히 들이 마신다. 이때, 공기가 아랫배-가슴-머리 순으로 들어
오도록 한다. 숨을 억지로 크게 들이마실 필요는 없다. 평소보다 조금 더 많
이 들이마시기만 하면 된다. 호흡량은 서서히 증가될 것이다.

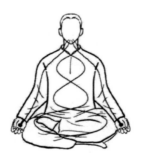

③ 입으로 숨을 내쉰다. 이때 숨이 외부로 빠져나가지 않고 숨이 폐를 타고 손끝
발끝을 따라 흘러간다는 상상을 한다. 숨을 내쉴 때 들이마신 숨을 몸속으로
저장한다는 상상을 해도 좋다. 상상은 현실이 된다는 것도 기억하라. 이것이
명상이다.

이것이 호흡의 끝이다. 어떤가? 너무 간단한가? 이렇게 간단한 것을 터득하는 데에만 십수 년이 걸린 수행자들도 있다. 밥 먹고 호흡만 한 수행자들이 어째서 수십 년이 걸릴 수 있느냐고? 당신은 지금 이 순간에도 자각을 놓치지 않은가? 이게 그 이유다. 항상 스스로를 자각하고 호흡을 의식한다는 것은 쉬운 일이 아니다. 이런 얘기를 하고 있다가도 40분째 기다리던 음식 배달원이 초인종을 누르면 어느새 사라지고 마는 것이 자각이요 의식이다. 음식 배달원이 초인종을 누르면 땡동 소리에 당신의 자각은 숨어버리고 '그가 왔다'라는 의식에 '문을 열어줘야지' 하는 생각으로 움직여 '결제를 하는' 행동으로 이어진다. 이 뿐만인가? 보고 듣고 말하고 느끼는 모든 감각에 '땡동' 한 번 울리면 자각은 사라진다. 물론, 훈련을 하면 항시 내면을 관찰하고 호흡을 의식할 수 있다. 재차 강조하지만 그게 쉬운 게 아니라서 하는 말이다.

호흡을 하는 데 있어 자세나 기교는 그리 중요하지 않다. 앉거나 서거나 누워있어도 상관없다. 중요한 것은 언제 어디서나 호흡을 자각하고 의식하고 생각하고 행동하는 것이다. 호흡을 하다보면 호흡 감각이 발달된다. 감각이 발달되었다는 것은 감각 이전에 마음작용이 있었다는 것이다. 감각이란 마음의 작용이다. 마음에도 근력이 있다. 마음 근력이 단련되면 내가 숨을 보내고자 하는 부위에 감각 작용을 더 크게 일으킬 수 있다. 감각 작용을 일으킨다는 것은 두 가지 의미를 갖는다. 첫째, 에너지를 세포에 공급한다. 즉, 공기 중의 에너지를 내 몸에 저장시킬 수 있다는 것이다. 둘째, 집중력이 향상된다. 감각 작용을 일으키는 것 자체가 집중력이다. 그러한 집중력이 향상되면 열에너지를 발산시키는 힘이 증가한다.

잘 알고 있겠지만, 우리 몸의 70퍼센트가 수분으로 구성되어 있다. 그런데, 우리 몸에 전기가 흐른다는 사실은 알고 있는가? 사람은 물론 모든 살아 있는 생물은 모두 미세전류에 의해 움직인다. 고통을 느끼고 근육이 수축하고 움직이는 것, 신경조직, 호르몬 분비, 치유와 재생, 그리고 두뇌의 활동은 모두 인체내의 전기에 의해 수행된다. 인체 조직 중 가장 중요한 기능을 하는 심장에 대해 생각해 보자. 심장근육은 미세전류에 의해 작동되는데 그것은 심전도기를 통해 확인할 수 있다.

사람이 나이가 들어감에 따라 전기적 신호가 약해지거나 불안정해지면 전기적 자극을 주는 것도 이 때문이다. 두뇌는 전기적 신호를 보내는 초고속 도로로 매초 인체의 모든 부분에 수백만 개의 메시지를 보내고 처리한다. 인간의 두뇌는 15~20와트의 전구를 켤 수 있을 만큼의 전기를 지속적으로 생산한다. 이러한 두뇌의 전기적 활동은 뇌전도기를 통해 확인할 수 있다. 신경전달 조직이나 전기적 통로가 단절되거나 흐트러지면 근육이나 신경마비, 간질 같은 육체적 질환으로 자폐증, 우울증에 이르기까지 모든 정신적 질환을 일으키는 원인이 된다.

우리가 상처를 입으면 인체의 전기 흐름이 단절되거나 흐트러지는데 인체전기가 많이 충전되어 있는 사람의 손으로 상처 부위를 만져주기만 하면 단절된 전기흐름을 이어주거나 전기흐름을 이어주는 다리를 만들어주어 전기적 항상성을 다시 되돌리게 된다. 이로써 자연적 치유가 시작되는 것이다. 이것은 마치 배가 아플 때 손으로 그 부위를 어루만져 주기만 해도 편안해지는 반응과 같다.

손은 신체 부위 중 가장 예민한 부위로서 다량의 전기적 신호를 발생시킨다. 건강하고 에너지가 넘치는 사람 주변에 긍정적인 교류가 일어나는 것도 에너지가 약한 사람이 에너지가 강한 사람에 의해 상승효과를 얻기 때문이다. 몸에 상처나 외상을 입으면 국부적으로 전기의 흐름이 바뀌거나 혼란이 오게 된다. 우리 몸이 이러한 상처나 외상으로 인한 이상을 감지하면(특히 피부에 상처가 나면) 상처가 생긴 지 2초 안에 신경축을 통해 두개골에 전기적 신호가 보내진다. 그러면 상처 부위에 전기를 공급하여 생물학적인 치유와 재생과정이 시작되어 예전의 항상성으로 되돌아가는 것이다.

상처로 인해 생기는 전류는 이탈리아의 의사이자 물리학자인 갈바니(Luigi Galvani)에 의해 1786년 발표되었으나 아무도 믿지 않았다. 그러나 200년이나 지난 1980년 당시 손가락이 절단된 어린 아이를 치료하던 영국의 두 의사(Illingworth와 Barker)에 의해 전기의 치료적 효과가 확인되었다. 그들은 손가락 절단 8일후에 상처난 부위에 최고 22마이크로 암페어의 전기가 흐르다가 그 후로 점차 줄어드는 것을 발견했다. 상처 난 부위에 충분한 인체전기가 공급되어야만 완전히 상처를 치료하고 세포를 재생할 수 있는 것이다. 나이가 들면 상처가 쉽게 아물지 않거나 병에 쉽게 걸리는 것도 바로 노화로 인해 인체전기가 부족해지기 때문이다. 부족한 전기는 영양제를 먹거나 음식을 먹어서 보충할 수 있는 성질이 아니다. 그렇다면 어떻게 부족해지는 인제전기를 보충해 줄 수 있을 것인가?

그 해답이 바로 호흡에 있다. 호흡을 하면 뼈와 근육 등 각 기관에 자극을 줄 수 있는 집중력이 발생된다. 바로 이때 인체전기가 만들어지는 것이다. 보고에 따르면 수소는 피로물질을 중화시키는 가장 강력한 물질이라고 한다. 이러한 수소는 물을 전기분해했을 때 만들어진다. 예컨대, 호흡에 의한 전기적 현상은 인체 내 수소를 발생시키고 피로물질을 제거함으로써 모든 질병과 해악에서 벗어나 몸과 마음의 평정을 얻게 되는 것이다.

한편, 근육의 긴장이 풀리지 않는다는 것은 무엇을 의미하는 것일까? 비유하자면, 내가 주먹을 쥘 것이라고 생각하지 않아도 주먹을 쥐는 것과 같다. 아침부터 저녁까지 혹은 잠을 자는 순간에도 자신이 주먹을 쥐고 있다는 사실을 의식하지 못한 채 계속 주먹을 쥐고 있다면 어떤 문제가 발생하겠는가? 주먹을 1분만 꽉 쥐고 있어도 혈액이 통하지 않아 금세 쥐가 난다. 쥐가 난다고 표현하는 것의 정확한 이름은 근육경련이다. 피로나 과로 또는 스트레스를 받았을 때 눈 밑이 떨리거나 팔 다리가 저리는 것을 경험해봤을 것이다. 근육경련은 근육이 이완되지 못하고 혈액순환이 되지 않았을 때 발생된다. 근육경련이 지속되면 당연히 몸은 아파오기 시작한다. 생각해보라, 주먹을 쥐고 있다는 것은 주먹 쥔 손과 그 주변 부위에 혈관이 좁아져 압력이 높아진 상태다. 심장은 더욱 더 열심히 피를 뿜어내야 하고 각 장기 기관에서는 항상성 유지를 위해 각자의 역할을 뒤로 하고 가장 위험에 처한 일을 먼저 해결하려 할 것이다. 이때 신체 기능이 떨어지고 면역력이 무너지면서 외부에서 들어오는 바이러스에 쉽게 노출된다.

우리의 마음상태도 이와 같다. 마음을 꽉 쥐고 있으면 마음에도 쥐가 난다. 마음도 경련을 일으킨다. 화를 내거나 짜증을 내거나 불안하거나 초조한마음 상태에 있는 사람을 보고 마음을 풀라고 말하는 것도 상대방이 마음을 꽉 쥐고 있다는 것을 우리가 은연중에 느낄 수 있기 때문이다. 마음을 꽉 쥐고 있는 상태는 마음이 외부로부터 많은 에너지를 쏟아붓고 있는 상태다. 주먹을 쥐었을 때도 에너지가 소모되듯 마음을 쥐고 있으면 에너지가 소모된다. 에너지가 소모되면 면역이 떨어져 병을 얻듯, 마음 에너지가 소모되면 마음의 면역이 떨어져 마음병을 얻는다. 현대의학에서도 밝혀내지 못하는 원인불명의 병은 대부분 마음에서 비롯된 병이라 한다.

에너지를 소모시키지 않는 방법은 주먹을 펴는 것이다. 그래서 우리는 마음을 활짝 펴라고 표현한다. 어떤 일을 후회하거나, 반성할 때에도 마음을 돌이켜 본다는 표현을 한다. 마음을 돌이켰을 때 외부로 향한 마음이 내부로 들어오게 되고 하염없이 소모되는 에너지를 비축할 수 있는 상태가 되기 때문이다.

① 호흡을 할 것이라는 자각을 한다. 누군가 지켜보고 있다.

② 코로 숨을 천천히 들이 마신다. 평소보다 더 많이 마신다.

③ 입으로 숨을 내쉰다. 숨이 폐를 타고 손끝 발끝을 따라 흘러간다는 상상을 한다.

필자가 말하는 호흡법은 호흡의 시작에 불과하다. 이 호흡법은 누구나 할 수 있지만 아무나 할 수 없기에, 아무나 할 수 없는 그 이유에 대해 설명하고자 하는 것이 애초에 나의 목표였다. 물론, 다른 방법들을 섞어 넣거나, 온갖 형용된 말들을 갖다 붙였을 수도 있었지만, 그것은 호흡법을 전문적으로 설명하는 수행자들에 맡기기로 했다. 작은 강줄기가 트여 바다를 형성하듯 호흡도 그러하다. 딱 한 번 작은 에너지 통로를 뚫고 그곳에 숨을 보낼 수 있을 때 점차 모든 에너지 통로가 열린다. 수많은 호흡법 강좌들, 그 방법과 종류는 모두 이것을 설명하기 위함이다. 이 산 저 산에서 내려오는 강줄기가 모여 하나의 바다를 형성하듯 호흡법을 알리는 모든 수행자들은 당신이 호흡하기를 바란다. 나 역시 당신에게 한줄기 강물로써 당신이 바다로 나아가길 바라는 마음을 전한다.

4장

스킨폴드 캘리퍼 활용법

SKINFOLD CALIPER

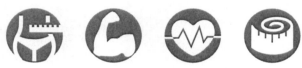

1. 피부두겹집기법

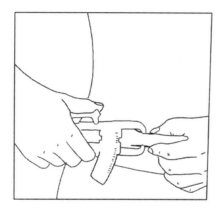

　체지방 비율을 알아보기 위한 방법으로 직접법과 간접법이 보고되고 있으나 인체와 같은 살아있는 생물체에 화학적 분석법을 사용하는 적용하기는 어려우므로 체지방을 간접적으로 추정하는 다양한 간접법이 개발되었다. 간접법에는 밀도법, CT법, 칼륨법, 체수분법, 초음파법, 요중크레아틴법, 수중체중법, 핵자기공명영상법(MRI) 이중에너지 X-선 흡수법(DEXA) 등이 있으나, 이러한 방법들은 비교적 정확

하지만 비용이 고가이며, 측정방법이 복잡하고 고도의 기술을 필요로 하기 때문에 실용성이나 경제성에 대한 문제가 내포되어 있다. 이에 반해 인체계측학적 방법은 측정이 간단하고 비용이 저렴하여 체지방을 측정하는 데 널리 이용되고 있으며 체밀도를 산출하는 방법 중 신뢰성과 타당성이 가장 높게 평가되는 수중체중법을 기준으로 인피던스법, 근적외선법 등 다양한 간접법과 비교한 연구 결과에서도 높은 상관성이 보고되고 있다.

인체계측학적 방법은 피부두겹집기법과 인체둘레측정, 신체질량지수나 허리/엉덩이 둘레비와 같은 인체계측법들이 널리 이용되고 있으며, 이러한 방법은 신체의 일부분 및 전체를 체계적으로 측정하기 위한 일련의 표준화된 연구 영역으로 알려져 있다. 인체계측학적 방법의 장점은 많은 사람들이 간편하게 측정할 수 있고, 이동성과 저비용으로 비만이나 과체중 여부를 쉽게 판단할 수 있다는 것이다. 피하지방 측정기를 사용해서 신체구성을 알아보는 피부두겹집기법은 피하지방의 두께가 전체 체지방의 일정한 비율을 반영하고, 측정한 부위의 피하지방 두께가 전체 피하지방의 평균 두께를 나타낸다는 점에서 다양한 연구가 진행되어 왔으며 측정 장비의 경제성, 측정치에 대한 높은 타당성, 측정시간의 효율성이 높다는 장점이 있어 연구 및 교육현장에서 많이 사용되고 있다.

피부두겹집기법은 2가지 목적을 갖는데, 하나는 특정 신체부위의 피부두겹(피부와 피하지방)을 측정하고 신체밀도를 산출하여 체지방을 추정하는 것이며 나머지 한 가지는 피하지방의 분포를 검토하는 것이다.

피하지방 두께에 대한 연구는 1951년에 Brozek & Keys에 의해 처음 시작된 이후, 30여 년이 경과한 오늘날에도 계속되고 있다. 또한 많은 연구자들은 신체조성 성분을 추정하기 위한 방법으로 인체측정 자료를 기초로 추정식을 개발하고 이를 집단의 특성에 따라 일반화시키려는 노력을 계속하고 있다. 이러한 노력과 함께 측정도구에 대한 개발도 급속히 이루어져 다양한 종류가 사용되고 있다.

피하지방 두께는 초음파 장비를 이용하여 상층부인 피부진피층부터 근육층까지의 길이를 ㎜로 측정함으로서 부위별 피하지방 두께의 분포를 파악하고 이를 근거로 비만지표로 이용 가능한 피부두겹 두께의 측정 부위를 규명하여 제시했다는 데에 의의가 있다. 한편, 피부두겹 두께 측정은 여러 가지 장점에도 불구하고 피부두겹 두께 측정에 있어서 검사자간 측정오차가 있을 수 있다는 단점을 가지고 있다. 피부두겹 두께가 비만지표로 활용되기 위해서는 측정 위치와 캘리퍼로 피하지방을 두겹으로 잡는 압력 등을 표준화하는 방법이 제시될 필요가 있다.

"☝" 피부두겹집기법을 통해 알 수 있는 것들

(1) 체지방 백분율을 알 수 있다.

피부두겹집기법을 통해 체지방 전체의 양을 측정할 수 있다고 판단되는 부위를 측정함으로써 체지방 백분율의 개략적인 추정이 가능하다. 이 방법은 체지방이 체내에 균등하게 분포되어 있고 피부두겹의 두께가 피하 지방에 대한 척도라는 가설을 기반으로 연구되어 왔다.

(2) 근육, 내장, 뼈대 등의 백분율을 알 수 있다.

체지방 백분율이 20%라고 하고 체중이 60kg이라고 할 때 체지방은 12kg이 된다. 체중에서 체지방을 뺀 제지방체중(lean mass)은 나머지 80% 즉 48kg이 된다. 이 "체지방 체중"의 변화량은 거의 대부분이 근육이라고 할 수 있다. 그러므로 체지방 백분율과 체중을 정기적으로 측정하면 근육의 증가 또는 감소를 확인할 수 있다.

(3) 건강 상태를 알 수 있다.

마른 비만 형태는 팔 다리 부위의 지방이 적고 복부 지방이 많은 상태를 뜻하는데, 지방 세포가 전신에 골고루 분포되어 있는 비만 형태와는 달리 영양과 운동 방법에 대해 체계적인 접근이 필요하다. 그 이유는 과잉 섭취된 영양분이 주로 복부 지방을 생성하는 반면 지방이 연소될 때에는 전신에서 감소하기 때문이다. 마른 비만 형태를 지닌 사람들이 외관상 정상으로 보인 이유는 근육이 정상보다 훨씬 미달되거나 골격이 평균보다 작기 때문에 본인 스스로조차 알지 못하는 경우가 많다. 피부두겹집기법은 부위별 측정이 용이하여 지방의 분포도 및 이동시기를 관찰할 수 있다. 이는 조기에 건강 상태를 파악하고 질병을 예방할 수 있으며 지방을 줄이고 근육을 발달시키기 위한 운동과 영양 프로그램의 필요성을 일깨워준다.

(4) 나만의 식단을 구성할 수 있다.

식습관 관리는 건강한 생활에 가장 밀접한 영향을 미치는 요인이다. 언론 매체를 통해 식습관 관리를 위한 다양한 영양 프로그램들을 제안하고, 모바일 또는 웹 시스템이 등장했지만 본인의 상황에 맞는 적절한 행동 지침 및 구체적인 개인맞춤형 피드백 내용이 없이 사용자의 입력 식단에 대한 3대 영양소 및 칼로리의 단순한 통계를 제공하는 정도이다. 피부두겹집기법은 본인이 직접 측정한 결측치를 통해 스스로 영양 상태를 판단함으로써 개인의 식습관 패턴과 음식 조절의 이해를 돕고 올바른 식단을 강구할 수 있는 대응책을 마련해 준다.

(5) 나만의 운동 프로그램을 구성할 수 있다.

운동 효과는 그 방법과 목적에 따라 다양한 해석이 가능하나, 일반적으로 소비-섭취 칼로리 균형에 기인한다. 운동량에 비해 섭취량이 부족하면 근육 발달에 불리하며, 운동량에 비해 섭취량이 높으면 근육 보다 체지방이 증가될 가능성이 높아진다. 따라서 규칙적인 체중(체지방+제지방)검사를 통해 운동 효과를 확인하는 것이 바람직하다. 피부두겹집기법은 체중(체지방+제지방)검사뿐만 아니라, 특정 부위의 피하 층 지방을 검사할 수 있는 장점이 있는데, 피하지방 값을 제외한 근육 등의 부피를 확인함으로써 개인의 체형에 따른 운동프로그램을 구성할 수 있다.

(6) 운동 목표 기간을 계획할 수 있다.

운동 목표 기간을 설정하는 가장 일반적인 방법은 체지방 백분율을 알아보는 것이다. 그러나 이 방법은 체지방이 어느 부위에 얼마큼 축적되어 있는지에 대해 고려하지 않는다는 단점이 있다. 예를 들어 어떤 사람의 체지방이 정상 범위에 속해 있어도 대부분의 체지방이 복부에 분포되어 있다면 복부지방 감소를 위한 운동 프로그램을 구성하고 그에 따른 운동 목표 기간을 계획해야 할 것이다. 때문에 운동 목표 기간을 계획하기 위해선 특정 부위의 지방을 검사할 수 있는 수단이 필요하다. 피부두겹집기법은 스킨폴드캘리퍼를 사용하여 특정 부위의 피하지방 양을 정확하게 측정 할 수 있으므로 결과-원인 피드백을 통해 보다 체계적인 운동 목표 기간을 계획할 수 있도록 해준다.

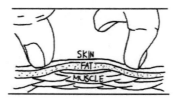

① 캘리퍼를 이용하여 지방이 많이 축적된 부위의 근육과 근막을 제외한 표피와 피하 지방의 두께를 측정한다.

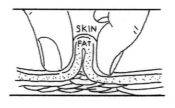

② 엄지와 검지 손가락으로 측정 부위의 피하 지방을 견고하게 잡고 서서히 들어 올린다.

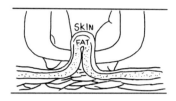

③ 피하 지방을 잡은 손가락에서 1cm 떨어진 지점에 캘리퍼를 위치한다.

• 3회씩 반복 측정하여 평균 값을 구한다. 모든 측정 부위는 우측을 측정한다.

 TIP

1. 피부두겁 두께를 정확히 측정하기 위해 캘리퍼를 잡는 압력을 표준화하는
   노력이 필요하다.
2. 스스로 측정하기 곤란한 부위는 다른 사람이 측정해 주는 것이 편리하며 최
   대한 측정부위에 정확히 기구를 위치하는 것이 중요하다.

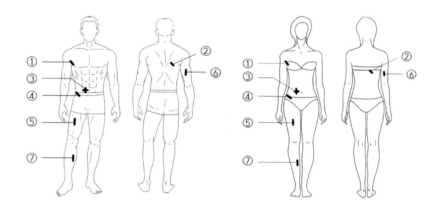

① 가슴: 남자는 유두와 겨드랑이 주름 사이의 중간 지점을, 여자는 유두로부터 2/3지점을 대각으로 잡고 측정한다.

② 등: 오른쪽 견갑골 하단 대각선 2cm 밑의 피하지방을 대각으로 잡고 측정한다.

③ 복부: 배꼽의 중간에서 우측 2cm 지점의 피하지방을 수직 또는 수평으로 잡고 측정한다.

④ 상장골: 겨드랑이 선과 장골능이 이어지는 곳을 대각으로 잡고 측정한다.

⑤ 허벅지: 발꿈치를 약간 든 상태로 고관절과 무릎뼈 사이 허벅지 중앙 전면 부

위를 수직으로 잡고 측정한다.

⑥ 팔: 팔꿈치를 펴고 이완된 상태에서 어깨 뼈와 팔꿈치 뼈 중앙 지점을 수직으로 잡고 측정한다.

⑦ 종아리: 발꿈치를 약간 든 상태로 종아리 둘레가 최대인 지점상의 안쪽 부위를 수직으로 잡고 측정한다.

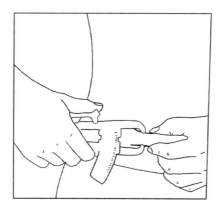

※ 성인에 있어서는 복부와 상완 삼두부의 피부두겹은 신체의 어떤 다른 부위보다도 총지방량과의 사이의 상관관계가 고도이며 위 부위를 측정하는 것만으로도 총지방량이 충실히 표현된다고 한다. 특히 복부는 타인의 도움 없이 스스로 측정 가능한 부위이므로 복부 피하지방을 중심으로 체지방량을 기록해 나아가다 보면 큰 어려움 없이 개선 방향의 정보를 얻을 수 있을 것이다.